本书由"2024年中国工程院战略研究与
——基层骨健康计划发展战略研究(202

基层骨健康
应知应会

主　编　朱立国　魏　戌

副主编　杨少锋　章轶立　李永耀　朱祎楠

编　委　(按姓氏笔画排序)

卜寒梅	王　旭	邓皓天	甘易雯
冯天笑	朱立国	朱祎楠	刘　宁
刘爱峰	孙　凯	孙传睿	孙江波
苏星宇	李　琰	李永耀	李玲慧
杨　雷	杨少锋	杨克新	杨博文
张　超	张浚淇	张豪杰	陈　龙
秦玖刚	秦晓宽	郭翔云	姬树青
银　河	章轶立	解化龙	熊万涛
魏　戌			

学术秘书　李　琰　卜寒梅

人民卫生出版社
·北京·

图书在版编目（CIP）数据

基层骨健康应知应会 / 朱立国，魏戎主编 . -- 北京 ：人民卫生出版社，2025.5. -- ISBN 978-7-117-37986-1

I. R68

中国国家版本馆 CIP 数据核字第 2025QL7332 号

人卫智网	**www.ipmph.com**	医学教育、学术、考试、健康，购书智慧智能综合服务平台
人卫官网	**www.pmph.com**	人卫官方资讯发布平台

基层骨健康应知应会
Jiceng Gujiankang Yingzhi Yinghui

主　　编：朱立国　魏　戎
出版发行：人民卫生出版社（中继线 010-59780011）
地　　址：北京市朝阳区潘家园南里 19 号
邮　　编：100021
E - mail：pmph @ pmph.com
购书热线：010-59787592　010-59787584　010-65264830
印　　刷：人卫印务（北京）有限公司
经　　销：新华书店
开　　本：889 × 1194　1/32　　印张：6.5
字　　数：146 千字
版　　次：2025 年 5 月第 1 版
印　　次：2025 年 6 月第 1 次印刷
标准书号：ISBN 978-7-117-37986-1
定　　价：49.00 元

打击盗版举报电话：**010-59787491**　E-mail：**WQ @ pmph.com**
质量问题联系电话：**010-59787234**　E-mail：**zhiliang @ pmph.com**
数字融合服务电话：**4001118166**　E-mail：**zengzhi @ pmph.com**

前　言

当前，我国骨伤科疾病谱已从传统的以急性创伤救治为主，转变为以骨与关节退行性疾病、骨代谢性疾病和运动损伤性疾病为主。随着我国社会主要矛盾的历史性转变和人口结构的深度调整，骨骼肌肉系统的慢性疾病引起了全社会，尤其是卫生健康领域的极大关注。国际权威杂志《柳叶刀》一项研究表明，近30年来，肌肉骨骼疾病已经成为损害国人健康寿命的首要疾病之一。党和国家把保障人民健康放在优先发展的战略位置，深入推进健康中国行动。《"健康中国2030"规划纲要》积极倡议开展健康骨骼专项行动。2024年初，中国工程院朱立国院士基于时代背景率先提出"骨健康计划"，旨在以骨伤科常见病、多发病为抓手，纵向贯通"防-诊-控-治-康"全链条，横向整合"家庭-社区-医院-疾控"多维度，在中医学整体观念指导下，从"大卫生、大健康"观念视角实现骨伤科疾病的全程有效管理。2025年4月，中医药健康促进行动已纳入健康中国行动，专门提及要积极开展骨健康等中医药特色防治工作试点。

2025 年政府工作报告强调，"强化基本医疗卫生服务……促进优质医疗资源扩容下沉和区域均衡布局，实施医疗卫生强基工程"。基层医疗卫生机构作为直接与群众接触的第一线医疗机构，是居民健康的"守门人"，肩负着"公共卫生服务"和"基本医疗"的双重职责。党的二十大报告提出"加强重大慢性病健康管理，提高基层防病治病和健康管理能力"，实现基层卫生健康事业高质量发展是健康中国建设的"最后一公里"。2024 年以来，朱立国院士牵头的中国工程院战略研究与咨询项目——"基层骨健康计划发展战略研究"，通过实地考察、深度访谈等方式在全国不同地区开展调研，发现基层医疗卫生机构在骨伤科疾病服务能力方面，仍难以满足人民群众日益增长的诊疗需求。因此，强化基层医疗卫生机构骨伤科特色科室建设，增强骨伤科专科服务能力迫在眉睫。在此背景下，编写一本以基层卫生健康工作者实际需求为导向的骨健康读本，是响应党和国家号召、落实医疗卫生强基工程的有力举措。

本书编写团队在中国中医科学院望京医院组织下，由中、西骨科领域的中青年临床与科研骨干组成。编写过程中，充分考虑基层医疗机构的特点与需求，以"面向基层，突出实用性"为编写特色。本书将基层常见骨伤科疾病划分为脊柱疾病、关节疾病、创伤疾病与骨病四大章节，涵盖了颈椎病、青少年特发性脊柱侧凸、腰椎间盘突出症、膝骨关节炎、肩关节周围炎、骨折、肢（指）体离断伤、骨质疏松症、股骨头坏死等多发病、常见病。每节内容均从疾病定义、分类、诊断方式、治疗方法、转诊机制和转诊指征、预防调护六个方面为基层卫生健康工作者介绍了骨伤科常见疾病的"防、诊、治、康、养"的核心内容。

通过本书的编写与推广，我们希冀达成以下目标：一是提升基层医生诊治能力，使基层医疗机构更好地发挥骨伤科疾病的首诊首治任务。二是突出基层医生"能看、会诊、可转"的诊疗思路，指导基层医生对常见骨科疾病进行早期诊断、规范治疗及合理转诊，同时接收康复期患者回基层继续治疗，有助于减少误诊、漏诊，提高患者就医效率。形成"小病在基层、大病到医院、康复回基层"的合理就医格局。三是提供骨伤科疾病的预防与健康管理指导，本书除了介绍诊疗技术外，还涵盖营养、运动、康复训练等骨健康管理内容，帮助基层医生向患者提供科学的预防建议，提高全民骨骼健康水平，降低疾病负担。总体而言，本书兼具实用性、规范性与可读性，是一本契合基层医疗需求、切实提升基层医生骨健康诊疗水平的专业读本。

2025 年正值"十四五"规划收官与"十五五"规划启新的历史交汇点，更是健康中国战略向纵深发展的关键阶段。值此承前启后的重要时刻，本书的付梓问世既是落实"骨健康计划"的实践范本，更是落实党和国家健康战略、推动医疗卫生强基工程的生动实践。我们期待通过本书的传播应用，能助推构建政府主导、科技支撑、全民参与的骨健康生态体系，助力实现"健康骨骼专项行

动"目标,推动全民骨骼健康水平与国家"十五五"健康
规划同频共振,为健康中国宏伟蓝图贡献骨伤科的智慧与
力量。

编者

2025 年 4 月

目　录

第一章　脊柱疾病

第一节　脊柱骨折

一、疾病定义

1. 颈椎骨折　颈椎骨折是指由高能量外力(如车祸、高处坠落)或低能量外伤(如骨质疏松)导致颈椎椎体、椎弓、关节突等骨性结构连续性破坏,可合并椎间盘、韧带复合体损伤及脊髓或神经根受压,表现为颈部疼痛、活动受限、神经功能障碍,甚至呼吸循环衰竭。按解剖位置分为上颈椎($C_1 \sim C_2$)骨折和下颈椎($C_3 \sim C_7$)骨折。

2. 胸腰椎骨折　胸腰椎骨折是指因外伤导致胸腰段椎体或附件的骨性结构连续性中断,可能伴随椎间盘、韧带复合体损伤及神经功能障碍。这是脊柱骨折中最常见的类型,主要累及胸椎($T_{11} \sim T_{12}$)与腰椎($L_1 \sim L_2$)交界区域。

二、分类

(一) 颈椎骨折分型

1. 上颈椎($C_1 \sim C_2$)骨折

(1)寰椎骨折 Gehweiler 分型:根据骨折部位和形态将寰椎骨折分为 5 型。1 型为单纯前弓骨折;2 型为单纯后弓骨折;3 型为前后弓联合骨折;4 型为仅累及侧块的骨折,通常为矢状位骨折;5 型为骨折穿过 C_1 横突孔。该分型通过明确骨折类型判断寰椎稳定性,指导手术与非手术适应证的划分。

(2)齿状突骨折:齿状突骨折的分型主要依据骨折线的位置和累及范围进行分型,通过量化评估骨折形态与稳定性,为精准治疗决策、预后预判及手术方式选择提供依据。见表1-1。

表1-1 齿状突骨折分型

分型	骨折线位置
Ⅰ型	齿尖部撕脱骨折
Ⅱ型	齿状突基底部骨折
Ⅲ型	累及 C_2 椎体

2. 下颈椎骨折 下颈椎损伤分型SLIC(subaxial spinal injury classification)是一种用于评估下颈椎损伤的分类系统,由美国脊柱创伤研究组于2007年提出,旨在标准化下颈椎损伤的描述和预后信息,以指导治疗决策。总分为三部分得分之和:≤3分,建议保守治疗;≥5分,建议手术治疗;4分,需结合患者年龄、合并伤等因素综合判断,见表1-2。

表1-2 下颈椎损伤分型评分(SLIC评分系统)

参数	评分
骨折形态	压缩=1,爆裂=2,牵张/旋转=3,脱位=4
椎间盘复合体	完整=0,损伤=1,断裂=2
神经功能	正常=0,根性痛=1,不完全损伤=2,完全损伤=3

(二)胸腰椎骨折分型

1. Denis分型 1983年,Denis提出的脊柱"三柱理论",即前柱(椎体前2/3、前纵韧带)、中柱(椎体后1/3、后纵韧带)、后柱(椎弓、棘突、黄韧带、关节突关节),奠定了脊柱外科发展的基石,在胸腰椎骨折的严重程度评估、脊柱稳定性判断以及椎弓根螺钉的置入等方面均提供了重要的理论基础。基于这一理论建立的Denis分型强调中柱损伤对脊柱稳定性的影响,将胸腰椎骨折分为 4 种主型:压缩型骨折、爆裂型骨折、安全带型骨折(Chance 骨折)和骨折伴脱位。

2. AO 分型　胸腰椎骨折的 AO 分型系统是脊柱外科领域广泛应用的分类体系,主要基于损伤机制、骨折形态及稳定性进行分级,明确损伤机制及稳定性,直接指导手术或保守治疗选择,评估预后与并发症风险。见表 1-3。

表 1-3　AO 分型(2013 修订版)

类型	亚型	特征
A 型(压缩)	A1 终板压缩;A2 劈裂骨折;A3 爆裂骨折	轴向载荷为主,后纵韧带完整
B 型(牵张)	B1 骨性损伤;B2 韧带损伤;B3 前脱位	屈曲-牵张力致中后柱断裂
C 型(旋转)	C1 旋转+压缩;C2 旋转+剪切;C3 旋转+脱位	高能量损伤,三柱完全破坏

三、诊断方式

(一) 高危人群

1. **外伤及职业相关风险**　高能量创伤史、运动员或体力劳动者。

2. **生活方式及药物因素**　不良生活习惯,如吸烟、酗酒、久坐、长期卧床、营养不良;长期用药者,如抗癫痫药、质子泵抑制剂、化疗药物等可能损害骨骼。

3. **骨质疏松相关人群**　绝经后女性及老年男性、长期使用糖皮质激素者、代谢性骨病患者。

4. **具有以下疾病者**　骨骼疾病,如骨肿瘤、骨髓炎等破坏骨结构;慢性炎症性疾病,如强直性脊柱炎、类风湿性关节炎导致的脊柱僵硬或骨质疏松；内分泌疾病，如甲状腺功能亢进、库欣综合征等影响钙磷代谢，加速骨质流失。

5. 其他高危因素　遗传因素、脊柱结构异常、慢性腹压增高。

（二）临床诊断

1. 颈椎骨折

（1）临床表现及体征

1）局部症状：颈部剧烈疼痛、活动受限（如屈伸或旋转受限），患者常以双手托头固定颈部。

2）神经损伤表现：①脊髓损伤：四肢瘫痪（C_1~C_4损伤）、上肢瘫痪（C_5~T_1损伤）、呼吸困难（C_3以上损伤）。②神经根损伤：上肢放射性疼痛或麻木。

3）体征检查：局部压痛、叩击痛，棘突间隙增宽或台阶感。

（2）颈椎骨折的影像学检查

1）X线片：初步评估椎体压缩、后凸畸形或脱位，但对细小骨折或颈胸交界区损伤敏感度低。

2）CT三维重建：诊断隐匿性骨折的金标准，可明确骨折形态、椎管占位及骨块移位情况。

3）MRI：评估脊髓水肿、出血、韧带复合体损伤及椎间盘突出，对神经功能预后的判断至关重要。

2. 胸腰椎骨折

（1）临床表现及体征：胸腰段疼痛、压痛、叩击痛，伴或不伴下肢瘫痪、括约肌功能障碍；站立与翻身比较困难，患者会出现腹胀、腹痛，甚至出现肠麻痹症状。

（2）影像学证据：X线显示椎体压缩、后凸畸形或脱位；CT明确骨折形态、椎管占位程度；MRI评估脊髓损伤、韧带复合体及椎间盘状态。

四、治疗方法

(一) 损伤控制

1. 上颈椎骨折

(1) 保守治疗：Halo 架固定，其适应证为杰斐逊型寰椎骨折 (Jefferson fracture of the atlas)(横韧带完整)、Ⅱ型齿状突骨折(移位<5mm)。固定时间：12 周，每周调整支架压力(维持 2~3kg 牵引力)。

(2) 手术治疗：寰枢椎融合术

1) Magerl 技术：C_1~C_2 经关节螺钉固定(要求椎动脉走行无变异)。

2) Harms 技术：C_1 侧块螺钉 + C_2 椎弓根螺钉(变异血管患者首选)。

2. 下颈椎骨折

(1) 保守治疗：SLIC ≤ 3 分，可尝试保守治疗(颈托固定 + 动态影像学监测)。

(2) 手术治疗：前路 ACDF 手术：切除破裂椎间盘→植入 PEEK Cage →钛板固定。后路椎板成形术：多节段椎管狭窄合并骨折(如强直性脊柱炎患者)。

3. 胸腰椎骨折

(1) 保守治疗：适用于 Denis 单柱损伤、椎体压缩<30%、无神经损伤(ASIA E 级)。

1) 卧床休息：对于轻症患者，可采取绝对卧床休息制动 6~8 周，轴向翻身(每 2 小时 1 次)。当症状不能缓解时，继续到医院就诊。

2) 西药治疗：见表 1-4。

3) 佩戴支具：伤后绝对卧床休养 2 个月之后，站立行走时须佩戴胸腰外固定支具。

表 1-4　胸腰椎骨折常用西药

药物类型	代表药物	作用机制
镇痛药(非阿片类)	对乙酰氨基酚	通过外周或中枢机制缓解疼痛
抗骨质疏松药物	降钙素(抑制骨吸收)、特立帕肽(促进骨形成)	抑制破骨细胞活性或促进成骨细胞功能
营养神经药物	维生素 B_1 片	补充神经修复所需的 B 族维生素,改善神经传导功能,加速受损神经恢复
非甾体抗炎药(NSAIDs)	塞来昔布胶囊	通过抑制环氧化酶(COX)活性,减少前列腺素(PG)的合成,从而减轻炎症反应和疼痛
糖皮质激素	泼尼松龙片、甲泼尼龙注射液	通过强效抗炎作用抑制炎症介质的释放,迅速缓解急性期严重肿胀、疼痛及神经根压迫症状

4) 复位方法:①骨盆牵引,在骨折早、中期比较适合,对患者进行间断骨盆牵引,牵引质量为 10~15kg,每次牵引时间为 30~60 分钟,牵引间隔为 1 小时,每日牵引 6~8 次。通常在 24~48 小时,腰背痛可得到缓解。②腰背部垫枕,在骨折早、中期比较适合,患者须卧硬板床。在腰背部垫枕,腰背部疼痛减轻之后,可以慢慢提高腰部垫枕的高度,使腰椎前凸的程度增加,加快骨折复位。

5) 中医辨证施治:①骨折早期多见血瘀气滞证,治法以消肿止痛、行气活血为主,推荐方药为复元活血汤加减或采取同等作用的中成药。②骨折中期多见营血不调证,治法以接骨续筋、活血调营为主,推荐方药为接骨紫金丹或采取同等作用的中成药。③骨折后期多见肝肾不足证,治法以补益肝肾、舒筋活络为主,推荐方药为独活寄生汤加减或采取同等作用的中成药。

(2)手术治疗

1)经皮椎体成形术:适用于新鲜的骨质疏松性椎体压缩性骨折,疼痛剧烈,保守治疗(卧床、药物)无效 ≥2周,无脊髓或神经根压迫症状(ASIA E 级),椎体压缩程度 ≤ 1/3,后凸畸形 ≤ 20° 的患者。可迅速、有效缓解疼痛,增强椎体的稳定性。

2)经皮椎体后凸成形术:适用于新鲜的骨质疏松性椎体压缩性骨折,椎体压缩 ≥ 1/3,后凸角 ≥ 20°,需恢复椎体高度及脊柱矢状面平衡的患者。

3)经皮椎弓根螺钉内固定术:适用于不稳定性骨折(Denis 分型中柱受累),如爆裂骨折(AO 分型 A3)、屈曲牵张损伤(AO 分型 B1~B2);椎管占位 ≤ 30%,无神经功能损伤(ASIA E 级)的患者。

4)切开复位内固定手术:适用于严重不稳定性骨折,如骨折脱位(AO 分型 C 型)、三柱损伤(Denis 分型),椎管占位 ≥ 50%,合并脊髓或马尾神经损伤(ASIA A~D 级)的患者。

(二)康复治疗

1. 脊柱骨折康复锻炼基本原则

(1)分阶段锻炼:急性期保护,恢复期强化,后期功能重塑。

(2)核心肌群优先:腰背肌、颈肌训练,增强脊柱稳定。

(3)避免二次损伤:动作轻缓,禁止扭转及过度弯曲。

2. 通用康复训练项目

(1)呼吸与心肺功能:吹气球训练,深吸气后缓慢吹气球,每日 3 组,每组 10 次,改善肺活量;缩唇呼吸,延缓呼气时间,降低呼吸频率,缓解疼痛对呼吸的影响。

(2)四肢肌力维持：上肢可进行弹力带抗阻训练(如坐位划船)，下肢可进行直腿抬高、抗阻踝泵等训练。

(3)日常生活功能重塑：模拟穿衣、如厕、转移等动作，使用辅助器具(如长柄取物夹)减少脊柱弯曲。

(三)预防措施

1. 增强骨骼强度

(1)补充钙质(每日推荐摄入量 800~1 200mg)和维生素 D(促进钙吸收)，可通过牛奶、鱼类、豆制品等食物或药物补充。

(2)规律进行负重运动(如步行、哑铃训练)和有氧运动(如游泳、瑜伽)，提高骨密度和肌肉力量，降低骨折风险。

(3)老年人定期检测骨密度，骨质疏松患者需遵医嘱使用双膦酸盐、特立帕肽等药物。

2. 改善生活习惯

(1)戒烟限酒，减少咖啡因和碳酸饮料摄入，避免加速钙流失。

(2)保持正确姿势，如避免长时间低头、弯腰或久坐，使用符合人体工学的桌椅，维持脊柱自然曲度。

(3)老年人可使用手杖、助行器等辅助工具，降低跌倒风险。

五、转诊机制和转诊指征

(一)脊柱骨折分级诊疗

脊柱骨折的分级诊疗和转诊机制需根据骨折类型、稳定性、神经损伤情况及合并症进行分级管理，不同级别的医疗机构承担不同疾病状况的诊治，有效利用卫生资源，做好脊柱骨折的防控和管理。

脊柱骨折分级诊疗服务目标：以"基层首诊、双向转

诊、急慢分治、上下联动"作为分级诊疗的基本模式,逐步
实现不同级别、不同类别医疗机构之间的双向转诊及患者
的有序诊疗。通过不同级别、不同类别医疗机构之间分工
协作、通力配合,逐步实现脊柱骨折的全面防控、规范诊疗
和全程管理,从而降低脊柱骨折的发病率及其致残、致死
率。不同医疗机构脊柱骨折分级诊疗分工见图 1-1。

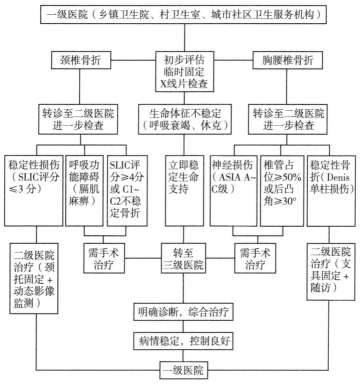

图 1-1　脊柱骨折分级诊疗流程

1. 一级医院　乡镇卫生院、村卫生室、社区卫生服务
机构等基层医疗卫生机构,通过建立居民健康档案,开展社
区人群健康教育,开展患者随访、基本治疗及康复治疗。初

步评估、急救处理及稳定性骨折的保守治疗。急救时采用硬质担架固定脊柱，避免二次损伤，尤其注意颈椎制动（如颈托）。对无神经损伤的稳定性胸腰椎压缩骨折，可采取卧床休息、支具固定及镇痛治疗。有诊断条件的基层医疗卫生机构，在上级医院指导下开展脊柱骨折临床诊断；对疑似骨折，但诊断不明者、严重并发症者及时转往上级医院诊疗。

2. 二级医院 负责脊柱骨折临床初步诊断，简单骨折、稳定性骨折及无神经损伤的处理，对病情稳定者进行随诊；诊断不明或重症者应转诊到三级医院诊治。

3. 三级医院 负责脊柱骨折确诊，根据需要完善相关检查，明确诊断。开展综合及规范的治疗，负责复杂骨折、不稳定性骨折及神经损伤的处理，对疑难病例、多发性损伤及需高级手术技术的进行对症治疗，治疗后病情稳定者可以转诊到一、二级医疗机构进行连续性治疗、随访及康复。

(二) 基层医疗卫生机构转诊指征

转诊指征是指导基层医生决定是否将患者转诊至上级医院的重要依据。

1. 颈椎骨折转诊指征

(1) 不稳定性骨折：包括杰斐逊型寰椎骨折（寰椎双侧骨折）、爆裂性骨折、齿状突 Ⅱ 型 / Ⅲ 型骨折，以及过伸损伤导致的椎弓骨折。此类骨折常需 Halo 架固定或手术干预（如寰枢椎融合术），基层机构无法处理，需转诊。

(2) 合并脊髓或神经损伤：颈椎骨折 - 脱位合并脊髓损伤发生率高达 70%，若出现四肢瘫、呼吸困难或感觉 / 运动障碍（如肌力下降、反射异常），应立即转诊至有神经外科条件的医院。

(3) 严重移位或畸形：颈椎压缩或移位明显者需颅骨牵引复位，基层缺乏相关设备，需转诊。

(4) 搬运条件不足：颈椎骨折搬运需专人固定头部并保持轴线稳定，若基层机构无法规范操作，应尽快转诊以避免二次损伤。

2. 胸腰椎骨折转诊指征

(1) 不稳定性骨折：三柱中两柱受损、爆裂骨折（椎体后壁碎裂）、Chance 骨折或骨折 - 脱位等均属不稳定性骨折，易导致脊髓受压，需手术复位及内固定。

(2) 合并神经功能障碍：胸腰段骨折（T_{10}~L_2），若出现下肢瘫痪、大小便失禁或马尾综合征（如鞍区感觉丧失），提示脊髓或神经根损伤，需紧急转诊。

(3) 严重压缩或畸形：椎体压缩超过 50%、后凸畸形（区域性驼背角＞20°），或矢状面失衡（如 Cobb 角异常），需手术矫正，基层无法处理。

(4) 并发症风险高：合并腹膜后血肿（腹胀、肠麻痹）、多发伤，或生命体征不稳定者，需转至综合医院优先处理危急状况。

六、预防调护

(一) 社区随访

社区随访是指患者在接受初步治疗并出院后，由社区医疗机构或专业团队对患者进行定期跟踪、监测和评估的过程。对于脊柱骨折患者，社区随访的内容通常包括以下内容：

1. 病情监测   定期对患者进行身体检查，评估骨折愈合情况、疼痛程度、神经功能恢复等。

2. 康复指导   根据患者的具体情况，制定个性化的康复计划,包括功能锻炼、日常生活指导等,以促进患者尽快恢复功能。

3. **并发症预防** 关注患者可能出现的并发症,如压疮、肺部感染、泌尿系感染等,并采取相应的预防措施。

4. **心理支持** 了解患者的心理状态,提供必要的心理支持和心理疏导,帮助患者树立战胜疾病的信心。

(二) 健康教育

1. **疾病认识** 向患者普及脊柱骨折的病因、病理、临床表现、治疗方法等基本知识,使患者对自己的病情有充分的了解。

2. **生活方式调整** 指导患者调整生活方式,如卧硬板床、保持正确的坐姿和站姿、避免过度劳累等,以促进骨折愈合和预防并发症。

3. **饮食指导** 根据患者的具体情况,提供个性化的饮食建议。早期宜食清淡、富有营养又易于消化的食物,如水果、粥、面条等;中期给予清补食物,如鸡汤、瘦肉等;后期宜药食并补,如杜仲黄芪冰糖煨鸡、米仁红枣粥等。同时,鼓励患者多食用含钙及蛋白质的食物,如牛奶、豆制品、鱼、鸡、牛肉等,以促进骨折愈合。

4. **功能锻炼** 指导患者进行适当的功能锻炼,如腰背肌锻炼、颈部肌肉锻炼、四肢运动等,以促进骨折愈合和恢复功能。锻炼时应遵循循序渐进的原则,避免过度劳累和再次受伤。

5. **心理调适** 帮助患者调整心理状态,缓解焦虑、抑郁等负面情绪。鼓励患者树立战胜疾病的信心,积极配合治疗。

6. **复诊指导** 告知患者复诊的重要性和时间节点,如遵医嘱于 1 个月、3 个月、6 个月来院复查。如有异常不适,及时来院检查。

第二节　颈椎病

一、疾病定义

颈椎病是颈椎骨关节、韧带或颈椎间盘的退行性变,压迫或刺激了邻近的神经根、脊髓、血管及软组织,并因此导致颈、肩及上肢的一系列临床综合征。

二、分类

根据不同组织结构受累而出现不同的临床表现,本病主要分为脊髓型颈椎病、神经根型颈椎病、椎动脉型颈椎病、颈型颈椎病以及交感型颈椎病。

三、诊断方式

(一) 高危人群

1. 中老年人颈椎退变,随年龄增加而加重,50 岁以上人群发病率显著升高。

2. 长期伏案工作者及坐姿不正确的学生。

3. 长时间以低头姿势使用手机或手提电脑等电子产品的人群。

4. 体力劳动者,颈部长期承受重负荷或重复性动作。

5. 有颈部外伤或先天畸形者,创伤和发育性椎管狭窄是颈椎病的诱发因素。

6. 不良生活习惯者,睡眠姿势不佳、肌肉力量不足、代谢异常影响颈椎健康。

7. 存在多种骨质疏松危险因素者,如高龄、吸烟、制动、长期卧床等。

8. 血管病史,有高血压、高血糖、高血脂等心血管疾病的患者(椎动脉型)。

9. 长期使用某些药物,如抗癫痫药物、糖皮质激素等影响骨代谢或血液循环的药物(椎动脉型)。

10. 家族史,有脑卒中、心血管疾病等家族史的人群(椎动脉型)。

(二)临床诊断

1. 临床表现及体征

(1)颈型颈椎病:患者主诉枕部、颈部、肩部疼痛等异常感觉,可伴有相应的压痛点。

(2)神经根型颈椎病:具有较典型的神经根症状(手臂麻木、疼痛),其范围与颈脊神经所支配的区域一致,体检示压颈试验或臂丛牵拉试验阳性。

(3)脊髓型颈椎病:临床上出现典型的颈脊髓损害的表现,以四肢运动障碍、感觉及反射异常为主。

(4)交感神经型颈椎病:诊断较难,目前尚缺乏客观的诊断指标。出现交感神经功能紊乱的临床表现,如眩晕、视物模糊、耳鸣、手部麻木、听力障碍、心动过速、心前区疼痛等一系列交感神经症状。

(5)椎动脉型颈椎病:曾有猝倒发作,并伴有颈性眩晕;旋颈试验阳性;颈部运动试验阳性。

2. 影像学检查

(1)X线检查:通过X线片观察颈椎的退行性变化,如生理曲度、椎间隙高度、骨赘形成、椎间孔狭窄等。

(2)MRI检查:MRI是评估神经根受压的最重要工具,它能够清晰显示椎间盘突出、骨赘、椎管狭窄等病变,帮助明确神经根受压的具体位置和程度。

（3）MRA 检查：可探查基底动脉血流、椎动脉颅内血流，推测椎动脉缺血情况，是检查椎动脉供血不足的有效手段，也是临床诊断颈椎病，尤其是椎动脉型颈椎病的常用检查手段。

（4）CT 检查：CT 扫描能够提供椎体骨赘、椎间盘突出等结构性病变的详细图像，适用于进一步评估椎体的骨性病变。CT 血管成像可清晰地显示椎动脉的解剖结构及其周围病变，尤其对于评估椎动脉狭窄、压迫及血管壁病变有重要意义。

3. 神经电生理检查 如肌电图，可通过记录肌肉的电活动，判断神经根是否受损以及损伤的严重程度，还可显示神经根的传导速度减慢或传导丧失，帮助确定具体的病变位置。

4. 颈动脉超声 颈动脉超声检查可评估椎动脉的血流状态，尤其是血流的速度和方向。超声检查能帮助检测是否存在椎动脉狭窄或供血障碍。常用于初步筛查椎动脉供血情况。

四、治疗方法

（一）基础措施

主要为调整生活方式：

1. 保持正确姿势。工作或学习时保持颈椎的中立位，避免长时间低头或不良坐姿。调整电脑、桌椅高度，使视线与屏幕平行，减少颈部负荷。

2. 合理使用枕头。枕头高度适中，材质柔软，保持颈椎自然弧度。睡姿以仰卧或侧卧为宜，避免趴睡。

3. 定时活动。每隔 1 小时起身活动，进行颈部放松动作，如转头、后仰、侧屈等，避免长时间伏案工作或持续使用电子设备。

4. 加强颈部锻炼，如颈椎保健操、游泳或瑜伽等有益颈部健康的运动。

5. 注意保暖,避免颈部受风受凉,尤其是在冬季或使用空调环境中。

6. 戒烟,限酒,避免高盐、高脂肪饮食,保持适量体重。

7. 保持良好的心理状态,避免过度紧张和焦虑。

(二)药物干预

药物干预包括相关药物适应证及用法。临床上依照病情需求酌情使用药物,按照作用机制可分为镇痛、营养神经、消除神经根水肿药物等,见表1-5。

表1-5 治疗颈椎病的主要药物

分类	种类	药物名称	主要适应证
镇痛	非甾体抗炎药	布洛芬	适用于急性期颈肩痛、神经根性疼痛,短期使用(≤2周)
		双氯芬酸钠	适用于急性期颈肩痛、神经根性疼痛,短期使用(≤2周)
	COX-2选择性抑制剂	塞来昔布	急性疼痛,胃肠道反应较小
		美洛昔康	急性疼痛,胃肠道反应较小
	骨骼肌松弛剂	氯唑沙宗	中枢性肌肉松弛剂,解痉镇痛
		乙哌立松	可有效缓解与脑血管和颈肌痉挛有关的头晕或耳鸣症状
营养神经	维生素B族	甲钴胺	周围神经病变,有利于受损神经纤维修复
	镇静助眠	谷维素片	神经症、经前期紧张综合征、更年期综合征的镇静助眠
消除神经根水肿药物	糖皮质激素	地塞米松	急性神经根水肿、剧烈疼痛
		甲泼尼龙	急性神经根水肿、剧烈疼痛
	利尿脱水	甘露醇	减轻脊髓水肿,降低组织压

(三) 康复治疗

颈椎病围手术期的康复治疗,有利于巩固手术疗效,弥补手术之不足,以及缓解手术所带来的局部和全身创伤,从而达到恢复患者心身健康的目的。围手术期治疗的基本方法既离不开有关颈椎病的康复治疗(如中药、理疗、体育疗法、高压氧等),又不能忽视一些新的病理因素,如手术给患者带来的忧虑、恐慌等精神负担,又如手术的创伤以及术后体质虚弱等。

1. **物理因子治疗**　其主要作用是扩张血管,改善局部血液循环,解除肌肉和血管的痉挛,消除神经根、脊髓及其周围软组织的炎症、水肿,减轻粘连,调节自主神经功能,促进神经和肌肉功能恢复。常用的治疗方法有以下几种:

(1) 直流电离子导入疗法:常用各种西药(冰醋酸、维生素 B_1、维生素 B_{12}、碘化钾、普鲁卡因等)或中药(乌头、威灵仙、红花等)置于颈背,按药物性能接阳极或阴极,与另一电极对置或斜对置,每次通电 20 分钟,适用于各型颈椎病。

(2) 低频调制的中频电疗法:一般用 2 000~8 000Hz 的中频电为载频,用 1~500Hz 的不同波形(方波、正弦波、三角波等)的低频电为调制波,以不同方式进行调制并编成不同处方。使用时按照不同病情选择处方,电极放置方法同直流电,一般每次治疗 20~30 分钟,适用于各型颈椎病。

(3) 超短波疗法:用波长 7m 左右的超短波进行治疗。一般用中号电极板两块,分别置于颈后与患肢前臂伸侧,或颈后单极放置。急性期无热量,每日一次,每次 12~15 分钟;慢性期用微热量,每次 15~20 分钟。10~15 次为一个疗程。适用于神经根型(急性期)和脊髓型(脊髓水肿期)。

(4) 超声波疗法:①频率 800kHz 或 1 000kHz 的超声

波治疗机,声头与颈部皮肤密切接触,沿椎间隙与椎旁移动,强度用 0.8~1W/cm^2,可用氢化可的松霜做接触剂,每日一次,每次 8 分钟,15~20 次为一疗程,用于治疗脊髓型颈椎病。②超声频率同上,声头沿颈部两侧与两冈上窝移动,强度 0.8~1.5W/cm^2,每次 8~12 分钟,余同上,用于治疗神经根型颈椎病。

(5)超声电导靶向透皮给药治疗:采用超声电导仪及超声电导凝胶贴片,透入药物选择 2% 利多卡因注射液。将贴片先固定在仪器的治疗发射头内,取配制好的利多卡因注射液 1ml 分别加入两个耦合凝胶片上,再将贴片连同治疗发射头一起固定到患者颈前。以恰当的治疗参数,每次治疗 30 分钟,每日一次,10 日为一疗程。用于治疗椎动脉型和交感神经型颈椎病。

(6)高电位疗法:使用高电位治疗仪,患者坐于板状电极或治疗座椅上,脚踏绝缘垫,每次治疗 30~50 分钟。可同时用滚动电极在颈后区或患区滚动 5~8 分钟,每日一次,12~15 次为一疗程,可用于各型颈椎病,其中以交感神经型颈椎病效果为佳。

(7)光疗:①紫外线疗法。颈后上平发际,下至第二胸椎,红斑量(3~4 生物量),隔日一次,3 次一疗程,配合超短波治疗神经根型颈椎病急性期。②红外线疗法。各种红外线仪器均可,颈后照射,每次 20~30 分钟,用于颈型颈椎病,或配合颈椎牵引治疗(牵引前先做红外线治疗)。

(8)其他疗法:如磁疗、电兴奋疗法、音频电疗、干扰电疗、蜡疗、激光照射等治疗也是颈椎病物理治疗经常选用的方法,选择得当均能取得一定效果。

2. **牵引治疗** 颈椎牵引是治疗颈椎病常用且有效的方法。颈椎牵引有助于解除颈部肌肉痉挛,使肌肉放松,缓解疼痛；松解软组织粘连，牵伸挛缩的关节囊和韧带；改善或恢复颈椎的正常生理弯曲；使椎间孔增大，解除神经根的刺激和压迫；拉大椎间隙，减轻椎间盘内压力；调整小关节的微细异常改变，使关节嵌顿的滑膜或关节突关节的错位得到复位。颈椎牵引治疗时必须掌握牵引力的方向（角度）、重量和牵引时间三大要素，以取得牵引的最佳治疗效果。

注意事项：应充分考虑个体差异，年老体弱者牵引重量宜轻些、牵引时间短些，年轻力壮者则牵引重量可重些、时间长些；牵引过程要注意观察询问患者的反应，如有不适或症状加重者应立即停止牵引，查找原因并调整、更改治疗方案。

禁忌证：牵引后有明显不适或症状加重，经调整牵引参数后仍无改善者；脊髓受压明显、节段不稳严重者；年迈椎骨关节退行性变严重、椎管明显狭窄、韧带及关节囊钙化骨化严重者。

3. 手法治疗   手法治疗是颈椎病治疗的重要手段之一。本疗法以颈椎骨关节的解剖及生物力学的原理为治疗基础，针对其病理改变，对脊椎及脊椎小关节进行推动、牵拉、旋转等被动活动治疗，以调整脊椎的解剖及生物力学关系，同时对脊椎相关肌肉、软组织进行松解、理顺，达到改善关节功能、缓解痉挛、减轻疼痛的目的。

需要特别强调的是，颈椎病的手法治疗必须由训练有素的专业医务人员进行。手法治疗宜根据个体情况适当控制力度，尽量柔和，切忌暴力。难以除外椎管内肿瘤等病变者，椎管发育性狭窄者，有脊髓受压症状者，椎体及附件有骨性破坏者，后纵韧带骨化或颈椎畸形者，咽、喉、颈、枕部有急性炎症者，有明显神经症者，以及诊断不明的情况下，慎用或禁止使用任何推拿和正骨手法。

（四）手术治疗

颈椎病手术治疗应严格掌握手术指征,原则是彻底减压、减小创伤、便于恢复椎节高度和曲度,并增加椎节稳定性。

对于症状严重且保守治疗无效的患者,可能需要考虑手术治疗。常见手术方式包括:椎间盘切除减压融合术（ACDF）、椎体次全切除减压融合术（ACCF）、人工颈椎间盘置换术（ADR）;椎管扩大椎板成形术（单开门、双开门）、椎板切除＋侧块螺钉固定或椎弓根螺钉固定等;椎动脉解压术;各类微创手术等。

手术目的是去除脊髓、神经、血管的压迫,恢复其正常的生理功能。应严格把握手术指征及慎重选择手术方式。

（五）运动疗法

颈椎病的运动治疗是指采用合适的运动方式对颈部等相关部位,甚至全身进行锻炼。运动治疗可增强颈、肩、背肌的肌力,使颈椎稳定,改善椎间各关节功能,增加颈椎活动范围,减少神经刺激,减轻肌肉痉挛,消除疼痛等不适,矫正颈椎排列异常或畸形,纠正不良姿势。长期坚持运动疗法可促进机体的适应代偿过程,从而达到巩固疗效、减少复发的目的。

颈椎病运动疗法常用的方式有徒手操、棍操、哑铃操等,有条件也可用机械训练。类型通常包括颈椎柔韧性练习、颈肌肌力训练、颈椎矫正训练等。此外,还有全身性的运动,如跑步、游泳、球类等也是颈椎疾患常用的治疗性运动方式。可以指导颈椎病患者采用"颈肩疾病运动处方"。运动疗法适用于各型颈椎病症状缓解期及术后恢复期的患者。具体的方式方法因不同类型颈椎病及不同个体体质而异,应在专科医师指导下进行。

五、转诊机制和转诊指征

（一）颈椎病分级诊疗

依据颈椎病的分型差异和疾病的轻、重、缓、急，以及诊疗难易程度进行分级，不同级别的医疗机构承担不同疾病状况的诊治，有效利用卫生资源，做好颈椎病的防控和管理。分级诊疗服务目标：以"基层首诊、双向转诊、急慢分治、上下联动"作为分级诊疗的基本模式，逐步实现不同级别、不同类别医疗机构之间的双向转诊及患者的有序诊疗。通过不同级别、不同类别医疗机构之间分工协作、通力配合，逐步实现颈椎病的全面防控、规范诊疗和全程管理，从而降低颈椎病的患病率及其致残、致死率。不同医疗机构颈椎病的分级诊疗分工及分级诊疗流程，见图1-2。各级医疗机构在颈椎病症诊疗中的分工如下：

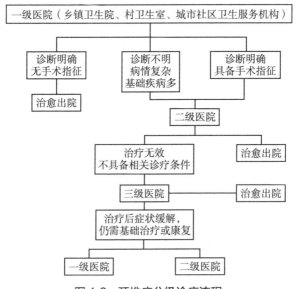

图 1-2 颈椎病分级诊疗流程

1. **一级医院** 乡镇卫生院、村卫生室、社区卫生服务机构等基层医疗卫生机构需做好颈椎病的宣传科普工作。使患者正确认识颈椎病。

(1)首次接诊及复诊：对病情进行评估及初步诊断，建立病情档案，开展患者随访、基本治疗及康复治疗；对符合非手术治疗指征的患者进行保守治疗。接诊上级医院转诊患者，按照上级医院转诊医嘱对手术后病情稳定的患者进行康复治疗。

(2)转诊：对不能明确诊断、诊断明确且有手术指征或治疗方法不确定的患者，视病情的复杂及严重程度，酌情向上级医院转诊；需要急诊手术者，就近转诊。

1)上转县级医院或城市二级医院标准：诊断不明确或手术指征明确，且上转医院有脊柱亚专业；符合以上颈椎病症手术指征者；经保守治疗症状不缓解或加重者；需要神经内科及其他科室综合治疗者。

2)上转三级医院标准：病情复杂，诊断不明确或手术指征不明确，合并其他系统重要脏器疾病，或者需要神经内科及其他科室综合治疗者。

2. **二级医院** 普及保健知识，与基层医疗卫生机构合作，进行义诊，提高基层医疗卫生机构的诊疗水平。

(1)接诊基层医疗卫生机构转诊患者和三级医院转诊患者：对病情进行评估，进一步明确诊断。具有脊柱亚专科的医院，有技术条件的可以在保证手术安全的情况下，对有手术指征、手术技术要求不高的颈椎病患者行手术治疗。完善相关检查，对于疑难颈椎病患者，可请相关科室如神经内科、耳鼻喉科会诊，将疑难、复杂、重症的颈椎病症患者转诊至三级医院。神经根型颈椎病手术后病情稳定，可转基层医疗卫生机构继续康复治疗。

（2）转诊

1）上转三级医院标准：脊髓型颈椎病、复杂神经根型颈椎病或者合并其他疾病。神经根型颈椎病，所在范围之内没有具有脊柱亚专科的县级医院或城市二级医院。颈椎病症状明显，保守治疗症状不缓解或加重者。合并多节段颈椎管狭窄及颈椎畸形或不稳，需要广泛减压和多节段融合固定及畸形矫正的颈椎病症。或者合并颈椎黄韧带骨化、后纵韧带骨化等疾病。颈椎病症手术融合固定失败，需要翻修手术者。颈椎病症手术后出现感染、脑脊液漏、神经损伤加重等严重并发症。病情复杂，诊断不明确或手术指征不明确，合并其他系统重要脏器疾病，或者需要神经内科及其他科室综合治疗者。

2）下转基层医疗卫生机构标准：符合非手术治疗指征的颈椎病症患者；颈型颈椎病患者；手术后病情稳定需要继续康复治疗的患者。

3. 三级医院　负责颈椎病确诊，根据需要完善相关检查，明确病因。开展综合及规范的治疗。

（1）与县级医院和城市二级医院、基层医疗卫生机构合作，进行义诊，提高基层医疗卫生机构的诊疗水平。接诊基层医疗卫生机构、县级医院和城市二级医院转诊的病情复杂、疑难、重症的颈椎病症患者，明确诊断和治疗方案，给予处理；指导基层医疗卫生机构、县级医院和城市二级医院进行合理正确的双向转诊；手术后病情稳定需要继续康复治疗的患者可转诊到基层医疗卫生机构、县级医院和城市二级医院。

（2）转诊：下转患者时，上级医院应将患者诊断、治疗、预后评估、辅助检查及后续治疗、康复指导方案提供给基层医疗卫生机构。

1) 下转基层医疗卫生机构标准：病情稳定，符合非手术治疗指征的颈椎病患者；颈型颈椎病患者；术后病情稳定需要继续康复治疗的患者。

2) 下转县级医院和城市二级医院标准：无手术指征，但病情不稳定者；通过会诊，疑难颈椎病如椎动脉型、交感型颈椎病诊断明确，不需要手术治疗，治疗方案确定，但治疗方案复杂，不适合在基层医院治疗的；年老体弱、全身合并疾病多、不能耐受手术，又需要一定综合治疗的患者；有手术指征但不愿接受手术治疗的患者。

六、预防调护

(一) 社区随访

颈椎病社区随访管理旨在对不同风险水平的社区居民进行分层管理，采取健康教育、症状监测、生活方式干预、疾病诊治与规范治疗、功能评估与康复、社区支持等一体化的综合性管理方式。针对高危人群及颈椎病患者，社区随访采取个性化干预措施，提高患者的健康管理水平，减少颈椎病的发生和发展。特别是在高危人群及术后患者中，生活方式的调整和防止颈椎损伤的干预尤为重要，见表1-6。

表1-6 社区颈椎病分层管理内容及成员组成

对象	管理内容	实施者
一般人群	给予针对性的健康教育及生活方式指导	全科医生及其助手
高危人群	生活方式纠正，科普正确用颈	骨科医生及其助手
颈椎病患者	颈椎病规范诊断及保守治疗，并行疗效随访	全科医生、全科医生助手、骨科医生、康复治疗师
严重颈椎病患者	联系上级医院转诊；患者术后康复治疗及随访	全科医生、骨科医生、康复治疗师

颈椎病管理的随访内容如下。

1. 病情监测与评估

(1)颈椎病症状的变化:定期评估患者症状转归情况。

(2)影像学检查结果:根据患者病情需要,定期评估颈椎的影像学检查结果。

2. 功能评定与康复

(1)颈椎功能评估:评估患者的相关生理功能恢复情况。

(2)康复干预:根据患者的症状和功能评定结果,提供个性化的康复训练方案,包括物理治疗、运动等。

3. 健康宣教与生活方式干预

(1)健康教育:普及颈椎病的基础知识,特别是正确的坐姿、站姿及睡姿,避免长时间低头或不良的工作姿势。

(2)生活方式调控:根据患者的生活方式,提出合理的建议,如减少久坐、增加活动、保持适度的运动等,尤其是对高危人群进行针对性干预。

4. 治疗依从性与药物干预

(1)规范治疗评估:确保患者按时服药,并根据随访情况评估药物治疗效果。对长期用药的患者进行评估,检查是否存在副作用或不良反应。

(2)药物使用情况:评估是否使用抗炎药、肌肉松弛剂、镇痛药等药物,是否遵循医嘱进行治疗。

5. 合并症管理   合并症检查,评估患者是否存在其他影响颈椎健康的疾病,如糖尿病、高血压、骨质疏松等,必要时进行相关疾病的检查和治疗,以减少其对颈椎病的影响。

6. 心理支持   心理健康评估与干预,定期评估患者的心理状态,特别是那些长期受到颈椎病困扰的患者,可能会出现焦虑、抑郁等心理问题,提供必要的心理疏导或转诊心理专家。

7. 生活质量评估 评估患者的生活质量,包括疼痛管理、活动能力、工作能力等,关注颈椎病对患者日常生活的影响,并根据需要调整治疗方案。

(二) 健康教育

应向患者讲解颈椎的解剖、生理、生物力学以及颈椎病的诱因、发病机制、心理因素等,以使患者对颈椎病有正确的认识,更好地配合治疗,合理保养及锻炼,预防颈椎病的发生和复发。

1. 生活方式调整 正确的姿势是防止颈椎病的基础。无论是工作还是日常生活中,应保持脊椎自然生理曲线。长时间坐着时,要确保椅背支撑腰部,双脚平放在地面上,调整电脑屏幕高度,使其与视平线对齐,避免低头或过度前倾。伏案工作后,要进行适当的休息并调整姿势,避免颈部过度劳累。睡姿也很重要,选择合适的枕头,以保持颈部自然弯曲,保证睡眠时颈椎得到充分放松和休息。对于长期需要开车或低头工作的群体,要尽量避免长时间不变的姿势,驾驶时注意休息和调节座椅,避免颈部过度负重等,以减少对颈椎的压力。

2. 加强锻炼 通过锻炼,可以增强颈部和上背部的肌肉力量、增加颈椎的稳定性、改善血液循环、缓解肌肉紧张,从而减少疼痛和僵硬感。适合颈椎病患者的锻炼包括颈椎保健操、肩颈部肌肉拉伸和力量训练,以及全身的有氧运动(如游泳、快走、骑车等)。每日进行 5~10 分钟的颈椎保健操,适当地前屈、后仰、左右转动头部,能够有效伸展颈部肌肉,放松紧张的肌肉和韧带。此外,增强肩背部肌肉的力量也非常重要,可以提升颈部稳定性,减轻因肌肉无力导致的负担。

(三) 自检工具

颈椎功能障碍指数量表(neck disability index,NDI),

包括疼痛强度、生活自理、提重物、阅读、头痛、集中注意力、工作、开车、睡眠和娱乐,共 10 项。每项 5 分,总分从 0 分(无障碍)至 50 分(完全瘫痪),分值越高,功能障碍越重,见表 1-7。

表 1-7　颈椎功能障碍指数量表

问题	选项	评分	得分
问题 1- 疼痛强度	没有疼痛	0	
	比较轻微的疼痛	1	
	中度的疼痛	2	
	较严重的疼痛	3	
	非常严重的疼痛	4	
	难以想象的疼痛	5	
问题 2- 生活自理(洗漱、穿衣等)	我能正常自理生活,且不引起疼痛	0	
	我能正常自理生活,但会引起疼痛	1	
	生活自理时会疼痛,因此须缓慢、小心	2	
	生活大部分自理,但需要帮忙	3	
	每日的生活都需要帮忙	4	
	无法穿衣,洗漱困难,需卧床	5	
问题 3- 提重物	我可以提物而不引起疼痛	0	
	我可以提物,但会造成疼痛	1	
	疼痛使我不能将重物提离地面,但如放到台子上,我可以移动它	2	
	疼痛使我不能从地面上提起重物,但对于放在台子上的轻、中等重物我可以移动它	3	
	我只能提很轻的物体	4	
	我完全不能提任何物体	5	

续表

问题	选项	评分	得分
问题 4- 阅读	我能长时间阅读且不会引起颈部疼痛	0	
	我能长时间阅读,但会造成轻微颈部疼痛	1	
	我能长时间阅读,但会引起明显的颈部疼痛	2	
	因为颈部明显的疼痛,我不能长时间阅读	3	
	因为颈部严重的疼痛,我阅读很困难	4	
	我根本无法阅读	5	
问题 5- 头痛	我从不头痛	0	
	我偶有轻微头痛	1	
	我偶有明显头痛	2	
	我经常有明显头痛	3	
	我经常有严重头痛	4	
	我几乎每时每刻都头痛	5	
问题 6- 集中注意力	我能很自如地集中注意力	0	
	我能集中注意力,但有一点点难度	1	
	我能集中注意力,但有一定的难度	2	
	集中注意力对我来说很困难	3	
	集中注意力对我来说非常困难	4	
	我无法集中注意力	5	
问题 7- 工作	我想做多少工作都能完成	0	
	我只能完成我日常的工作,无法再增加	1	
	我只能完成我日常的工作中的大部分	2	
	我完成不了日常的工作	3	
	我几乎不能工作	4	
	我根本无法工作	5	

问题	选项	评分	得分
问题 8- 开车	我开车时不会造成颈部疼痛	0	
	我能长时间开车,但会引起轻微颈部疼痛	1	
	我能长时间开车,但会引起明显的颈部疼痛	2	
	因为颈部明显的疼痛我不能长时间开车	3	
	因为颈部严重的疼痛我开车很困难	4	
	我根本无法开车	5	
问题 9- 睡眠	我睡眠没问题	0	
	我的睡眠仅受到轻微影响(失眠小于1 小时)	1	
	我的睡眠受到轻度影响(失眠 1~2 小时)	2	
	我的睡眠受到明显影响(失眠 2~3 小时)	3	
	我的睡眠受到重度影响(失眠 3~5 小时)	4	
	我几乎无法入睡(失眠 5~7 小时)	5	
问题 10- 娱乐	我可以参与日常所有的娱乐活动而不会引起颈部疼痛	0	
	我能参与日常的所有的娱乐活动,但会引起一些颈部疼痛	1	
	因为颈部疼痛,我只能参与大部分的日常娱乐活动	2	
	因为颈部疼痛,我只能参与小部分的日常娱乐活动	3	
	因为颈部疼痛,我几乎不能参与日常娱乐活动	4	
	我根本无法参与娱乐活动	5	

续表

问题	选项	评分	得分
10 个问题,每个问题最低 0 分,最高 5 分,分值越高功能障碍越重		总分	
使用方法	颈椎功能受损指数(%)=(每个项目总得分 / 完成的项目数 × 5) × 100%		
结果判定	0%~20%,轻度功能障碍		
	20%~40%,中度功能障碍		
	40%~60%,重度功能障碍		
	60%~80%,极重度功能障碍		
	80%~100%,完全功能障碍		

第三节　脊髓损伤

一、疾病定义

脊髓损伤(spinal cord injury,SCI)是指由于外界机械性暴力(如创伤、压迫、牵拉)或内源性病理过程(如肿瘤、感染、血管疾病等)引起的脊髓解剖结构和功能的损害,部分或全部神经传导通路受阻。其典型表现包括损伤节段及以下部位的运动、感觉、自主神经功能障碍,以及相应的病理反射改变。

二、分类

依据损伤原因或损伤程度的不同,将脊髓损伤进行分类。

(一)根据损伤原因分类

1. **外伤性脊髓损伤**　最常见,由强烈的外力作用导致脊柱骨折、脱位或脊髓直接受损。主要的外伤性因素包括交通事故、跌倒、高风险运动损伤、暴力伤害等。通常表现为损伤节段以下区域的运动功能丧失,感觉功能减退或消失,以及自主神经功能紊乱。该类型损伤通常预后较差,恢复困难。

2. **非外伤性脊髓损伤**　非外伤性脊髓损伤是指由病理性或生理性因素导致的脊髓损害,其病因复杂多样,包括脊髓肿瘤、脊髓炎等。非外伤性脊髓损伤的发病多呈隐匿性或缓慢进展,病程中可能出现局部疼痛、感觉异常、肌无力以及排尿、排便功能障碍,严重时可导致永久性神经功能缺损。

3. **其他潜在原因**　神经毒素和药物影响等。

(二)根据损伤程度分类

1. **脊髓震荡**　指损伤节段以下区域出现一过性的运动、感觉及自主神经功能丧失,通常在数小时至数日内完全恢复。影像学检查无明确的脊髓挫伤或出血证据。治疗以支持性护理为主,预后良好,不遗留永久性神经缺损。

2. **不完全性脊髓损伤**　脊髓部分功能受损,损伤节段以下区域的运动、感觉或自主神经功能部分保留。由于脊髓的部分神经纤维仍然完整,因此功能恢复的可能性较大。常见疾病包括脊髓前动脉综合征、中央脊髓综合征、马尾综合征等。

3. **完全性脊髓损伤**　脊髓实质完全性横贯性损害,损伤节段以下区域的运动、感觉完全丧失。胸段脊髓损伤表现为截瘫,颈段脊髓损伤表现为四肢瘫。

三、诊断方式

(一) 高危人群

1. **年轻男性群体**　由于参与高风险活动,脊髓损伤在20~40岁的男性群体中发病率较高,明显高于女性。

2. **老年人群体**　主要原因是跌倒,尤其是骨质疏松等退行性疾病使骨骼变脆,导致其容易发生骨折或脊髓损伤。

3. **儿童**　在防护措施不到位的环境中,容易发生摔倒或高处坠落等意外事故,导致脊髓损伤。儿童由于骨骼发育尚不完全,容易在外力作用下发生脊柱损伤。

4. **体力劳动者及运动员**　从事高强度体力劳动或高风险工作的体力劳动者(如建筑工人、矿工等)、参与高风险运动的运动员(如足球、篮球、滑雪等)均是脊髓损伤的高发群体。

5. **骨质疏松患者**　易在轻微外力作用下发生骨折或脊髓损伤。

6. **脊柱疾病患者**　脊柱疾病(如脊柱骨折、脊柱退行性变、椎间盘突出等)患者,脊柱的稳定性下降,容易发生脊髓损伤。

(二) 临床诊断

1. 临床表现及体征

(1)运动障碍:脊髓损伤后,损伤平面以下的肌肉可能出现瘫痪或无力。

(2)感觉障碍:脊髓损伤影响神经传导,导致损伤平面以下的感觉减退或丧失,包括触觉、痛觉、温度觉等。

(3)反射异常:脊髓损伤影响正常的反射弧功能,导致反射异常。

(4)自主神经功能障碍:脊髓损伤可能影响自主神经系统的功能,导致血压波动、心律不齐等。另外,颈脊髓损伤后,由于自主神经系统紊乱,对气温变化丧失调节与适应能力,常出现高热症状。

(5)并发症相关症状:高位颈脊髓损伤导致呼吸肌麻痹和交感神经调节中断,引发呼吸衰竭、肺部感染和高热。其他并发症还包括泌尿系感染、压疮、肢体痉挛、异位骨化、下肢深静脉血栓、骨质疏松等。

2. **影像学检查** X 线检查有助于判断脊髓损伤的性质和程度,但 X 线片正常不能完全排除脊髓损伤;CT 扫描对骨结构的显示最佳,可发现骨折、脱位,并显示椎管腔变形和脊髓受压现象;MRI 对脊髓和软组织的显示最佳,可显示脊髓损伤的范围、程度,以及是否存在脊髓受压、脊髓横断等病理变化。

3. **其他检查** 神经电生理检查可评估神经传导功能;实验室检查通常用于排除其他可能的疾病或并发症,例如血液检查、脑脊液检查等。

4. **脊髓损伤程度评估** 脊髓损伤的临床表现分级较常用的是 Frankel 分级,可作为疾病的自然转归及治疗疗效的观察指标,见表 1-8。

表 1-8 Frankel 功能分级

级别	功能
A	完全瘫痪
B	感觉功能不完全丧失,无运动功能
C	感觉功能不完全丧失,有非功能性运动
D	感觉功能不完全丧失,有功能性运动
E	感觉、运动功能正常

四、治疗方法

(一) 现场急救和搬运

1. 维持生命体征　脊髓损伤尤其是高位颈髓损伤可致呼吸肌麻痹,损伤后的自主神经功能紊乱也常易导致高热以及血压下降,故应监测体温、呼吸、血氧,必要时上冰毯降温或呼吸机给氧以维持生命体征平稳。尽早识别脊髓损伤相关症状,通常包括运动功能丧失、感觉丧失、反射改变、自主神经功能障碍和疼痛等。

2. 固定脊柱　一旦怀疑脊柱和脊髓损伤,立即采取有效的制动和固定措施,在无专业人员在场的情况下不能移动患者,防止脊髓因损伤部位移位而再次损伤。

3. 搬运　及时拨打急救电话,说明伤情并提供患者的具体位置。使用硬质背板、担架等将患者尽量平稳、安全地转移。搬运人员动作协调一致,避免扭曲患者的脊柱,在搬运脊髓损伤患者的过程中保持脊柱的轴向稳定,搬运后尽快将患者送往医疗机构进行进一步的诊断和治疗。

(二) 药物治疗

1. 急性期药物治疗　急性期的治疗目标是控制继发性损害,包括抑制炎症、氧化应激、细胞凋亡,及减轻脊髓水肿,保护神经元和周围组织存活。

(1) 糖皮质激素类药物:如甲泼尼龙琥珀酸钠,通过抑制炎症反应、减少氧化应激和脂质过氧化反应,减轻继发性损害,保护神经元。临床推荐在脊髓损伤后 8 小时内使用。但近年来针对其使用的安全性争议较大,特别是感染、胃肠道出血和高血糖等风险。

(2) 抗氧化剂:如乙酰半胱氨酸,能清除自由基,减少神经元损伤,保护细胞膜稳定性,用于缓解急性期氧化应激。

（3）抗血小板及抗凝药物：如低分子量肝素，通过抑制血小板聚集和凝血因子的活性，降低血栓风险，预防深静脉血栓形成。

（4）脱水利尿剂：如甘露醇、呋塞米，通过抑制肾小管的 Na^+、K^+ 和 Cl^- 重吸收，排出多余液体；或作为高渗溶液，通过渗透作用使细胞外液渗出，减轻脊髓水肿。长期使用需监测患者电解质水平和尿量。

2. 亚急性期药物治疗　亚急性期的治疗目标是改善损伤微环境，促进神经修复和再生。

（1）神经营养因子类药物：如神经生长因子，通过注射方式改善神经修复环境，促进神经元存活和轴突再生，改善神经 - 肌肉连接功能。

（2）抗炎药物：如塞来昔布，通过抑制环氧化酶 -2，减少炎性介质释放，减轻持续性炎症反应，减少炎症对神经元的破坏。

3. 慢性期药物治疗　慢性期的治疗重点在于缓解症状和控制并发症，改善患者的生活质量。

（1）痉挛管理药物：如巴氯芬，通过口服或鞘内泵输注，激活脊髓 γ- 氨基丁酸受体，减少神经元过度兴奋，从而缓解痉挛症状。

（2）神经性疼痛管理药物：如普瑞巴林、加巴喷丁，能调节中枢神经系统钙离子通道活性，减少疼痛信号传导，缓解神经性疼痛。

（3）膀胱功能管理药物：如酒石酸托特罗定片、奥昔布宁，能拮抗膀胱逼尿肌的 M 胆碱受体，从而加强管理膀胱过度活动和尿失禁。

（4）骨质疏松防治药物：如双膦酸盐（如阿仑膦酸钠），通过抑制破骨细胞活性，减少骨质流失。

(三)手术治疗

1. **手术目的**　整复骨折脱位,解除脊髓压迫,恢复和维持脊柱的生理弧度和稳定性,但不能恢复受损脊髓的功能。一般认为在伤后 6~8 小时(即所谓金标准手术时间)内进行手术效果最佳。

2. **手术指征**　脊椎骨折,脱位关节突交锁;脊柱骨折复位不满意,或仍存在脊柱不稳定因素;影像显示骨片突出到椎管内压迫脊髓者;截瘫平面不断上升,表明椎管内有活动性出血者。

3. **手术方法**　主要包括椎板切除减压术、颈椎前路减压植骨融合术、颈椎后路单开门手术及脊柱后路椎管扩大减压钉棒内固定术等。手术应在患者生命指征平稳的情况下尽早施行。损伤后 24 小时内进行手术减压等治疗可减轻脊髓水肿,减轻脊髓的继发性损伤。

(四)康复治疗

1. **物理治疗**　主要包括高压氧治疗、电刺激疗法、磁疗、热疗与冷疗。

2. **运动疗法**　制定个性化的运动训练计划,包括关节活动度训练、肌力训练、平衡训练、步态训练等。

3. **中药治疗**　中药内服可调整机体内部环境,促进损伤部位修复。脊髓损伤可参考中医学"痿证"。脊髓损伤发生早期主要是跌打损伤致使督脉受损,气血逆乱,气血不畅则经络瘀阻,督脉枢机不利,则肢体欠于气血温煦,治疗上多采用补益气血、活血化瘀为原则;损伤后期多以肝肾阴虚、筋骨失养为主,肾主骨生髓,兼脾胃后天之本,因此后期治疗上以健脾益肾、养血柔肝、补肾填精为治疗原则。药物可以选用丹参、三七、人参、川芎等单味中药及其有效成分,方剂可以选择补阳还五汤、血府逐瘀汤、防己黄芪汤等加减治疗,或是根据临床症状进行辨证论治。此外,还可以将具有活血化瘀功效的中药材碾磨成粉末后加水调制成糊状外敷,有助于舒缓肿胀、缓解疼痛,并促进伤口愈合。

4. 针灸疗法 针灸能够调节神经系统功能,改善局部血液循环,从而减轻因脊髓损伤导致的肢体麻木、疼痛等症状。

5. 推拿疗法 包括揉捏、按压、摩擦等多种方式。推拿能促进气血流通、解除痉挛状态,还具有一定的止痛效果。

6. 穴位贴敷治疗 选取特定穴位,将调配好的药膏贴于其上,经皮渗透作用直达病所,发挥疗效,同时也能起到疏通经络、调整脏腑功能的作用。

五、转诊机制和转诊指征

(一) 转诊机制

1. 双向转诊制度 患者可以在不同级别的医疗机构之间进行转诊,包括从基层医疗机构(如社区卫生服务中心、乡镇卫生院)向上级医疗机构(如二级、三级医院)转诊,以及从上级医疗机构向下级医疗机构或家庭康复转诊。

2. 转诊流程 基层医疗机构发现脊髓损伤患者时,进行初步评估和治疗,根据患者的具体情况和转诊指南,决定是否向具备脊髓损伤治疗能力的上级医疗机构转诊。

上级医疗机构在接收转诊患者后,进行更详细的神经功能评估和治疗,多学科会诊,共同制定治疗方案,包括手术、药物治疗、康复训练等。

患者病情稳定或进入康复阶段时,上级医疗机构根据患者的具体情况和康复需求,决定是否向下级医疗机构或家庭康复转诊,见图1-3。

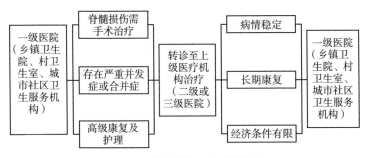

图1-3 脊髓损伤双向转诊制度

(二) 转诊指征

1. 向上级医疗机构转诊的指征 基层医疗机构诊断为脊柱脊髓损伤的患者,在伤后24小时内直接转诊到该地区有条件和技术处理脊柱脊髓损伤的医院。

患者出现严重的脊髓损伤,如神经功能损伤、脊柱骨折或脱位等需要紧急手术治疗或高级别的医疗护理;患者出现严重的并发症或合并症,如呼吸功能障碍、循环系统不稳定及体温控制不佳等,需要上级医疗机构的专业治疗;基层医疗机构无法提供患者所需的康复治疗和护理,影响患者早期功能恢复及长期功能维持,需要高级别的医疗护理。

2. 向下级医疗机构转诊的指征 患者病情稳定,无须继续接受高级别的医疗护理;患者需要进行长期的康复治疗,可以在下级医疗机构或家庭环境中进行;患者家庭经济条件有限,无法承担上级医疗机构的高额费用。

(三) 注意事项

1. 及时转诊 在保障患者生命体征平稳的前提下,各级医疗机构严格遵守转诊制度,确保患者在最短时间内得到恰当的治疗。

2. 信息完整性　在转诊过程中,各级医疗机构需要确保患者病情的完整性和连续性,避免信息丢失或遗漏。

3. 康复连续性　在转诊过程中需要保持康复治疗的连续性,以避免因治疗中断而影响康复效果。

六、预防调护

(一) 社区随访

社区卫生服务机构或专业康复团队对已出院患者进行定期的跟踪和评估,以确保患者在家庭和社区环境中的康复效果和生活质量。其内容通常包括以下几个方面:

1. 健康监测　定期监测患者的健康状况,包括生命体征、并发症的预防和处理等。

2. 康复指导　制定个性化的康复计划,并指导患者进行康复训练。

3. 心理支持　社区随访团队会提供心理支持和辅导,帮助患者调整心态,增强康复信心,克服心理障碍。

4. 营养与饮食指导　根据需求制定合理的膳食计划,补充必要的营养素,促进患者康复。

(二) 健康教育

1. 疾病知识普及　让患者和家属了解脊髓损伤的原因、症状、治疗方法以及相关并发症。

2. 预防知识普及　提高公众对脊髓损伤的认识和预防意识,特别是在进行高风险活动(如运动、驾驶、高空作业等)时,要强调安全措施的重要性。

3. 康复训练指导　包括康复训练的目的、方法、强度和频率等内容。指导患者进行肌肉力量训练、关节活动度训练、平衡训练等,以及避免过度训练导致的二次损伤。

4. 生活方式调整 包括学习使用辅助器具来进行日常活动,以及预防并发症。

5. 急救知识普及 包括早期发现脊髓损伤、脊髓损伤的搬运、呼吸道管理及维持血压平稳等常规急救技能。

第四节 青少年特发性脊柱侧凸

一、疾病定义

青少年特发性脊柱侧凸(adolescent idiopathic scoliosis,AIS)指青春前期至骨骼成熟前(通常为 10~18 岁)的青少年出现的脊柱三维畸形,且经影像学测量 Cobb 角 ≥ 10°,并排除先天性、神经肌肉性等其他明确病因的脊柱侧凸。

二、分类

(一) Lenke 分型

基于三维脊柱畸形的特点,结合主弯类型、腰椎修正型和矢状面修正型进行分型,能够有效指导手术融合节段的选择,最大限度保留腰椎活动度。该分型包括以下6型:

1 型:主胸弯(胸椎为主,顶椎在 T_6~T_{11}/T_{12} 椎间盘)。

2 型:双胸弯(主胸弯 + 高位胸弯,主弯角度更大)。

3 型:双主弯(胸弯和腰弯 / 胸腰弯,角度相近)。

4 型:三主弯(胸、胸腰、腰弯)。

5 型:胸腰弯 / 腰弯(主弯位于胸腰椎或腰椎)。

6 型:胸腰弯 / 腰弯合并胸弯(胸腰 / 腰弯为主,胸弯次之)。

(二) King 分型

基于 X 线冠状面形态分为 5 型,由于该分型未考虑矢状面和腰椎代偿,现已较少使用。具体分型如下:

King Ⅰ:胸弯和腰弯均为结构性,但腰弯角度更大。

King Ⅱ:胸弯为主,腰弯为代偿性(非结构性)。

King Ⅲ:单纯胸弯,腰弯无代偿。

King Ⅳ:长胸弯,延伸至下腰椎。

King Ⅴ:双胸弯(高位左胸弯和低位右胸弯)。

(三) PUMC 分型

根据顶椎位置和侧凸数量分为 3 大类 13 亚型,此分型更适合中国人群,强调个体化手术方案。

Ⅰ型:单弯(如胸弯、胸腰弯、腰弯)。

Ⅱ型:双弯(如胸弯 + 胸腰弯、胸弯 + 腰弯)。

Ⅲ型:三弯(胸弯 + 胸腰弯 + 腰弯)。

三、诊断方式

(一) 高危人群

1. 10~18 岁青少年(尤其女孩,男女比例约 1∶7)。

2. 有脊柱侧凸家族史者。

3. 体型瘦高、青春期发育迅速者。

4. 长期姿势不良(如伏案学习、单肩背包)。

(二) 临床诊断

1. 临床表现及体征　主要为背部的畸形,极少数患者会有背部的疼痛。脊柱呈 S 形弯曲,剃刀背畸形,神经系统查体多无阳性体征。病史采集应关注侧凸发现过程、疼痛特点(特发性多无剧痛)及神经症状,排查肿瘤 / 感染等病因。记录家族史(神经纤维瘤病、马方综合征等遗传病风险)及发育指标(月经初潮、生长速度)。注意异常排尿 /

排便功能或步态问题,警惕脊髓病变可能。体格检查:全身评估,包括测量身高体重,观察脊柱-骨盆中线对齐,心肺功能(侧凸>60°时)等;专科检查,如 Adams 前屈试验评估剃刀背畸形及旋转隆起,测量两侧高度差,观察侧凸柔韧性、矢状面形态(后凸/前凸)、下肢长度及皮肤异常(咖啡斑等)。神经系统:重点检查腱反射、肌力、感觉、病理征,腹壁反射不对称提示需排查脊髓空洞症。

2. 影像学表现

(1)X 线检查:X 线检查是金标准。常采用全脊柱站立位正侧位片:评估侧凸角度(Cobb 角 ≥ 10° 为诊断标准)及代偿弯。椎体旋转评估:采用 Nash-Moe 分级(Ⅰ-Ⅳ级)或 Perdriolle 旋转计。骨骼成熟度评估:Risser 征(0~5级)判断生长潜力,低 Risser 分级(如 0~2 级)提示进展风险高。

其他征象:排除先天性椎体畸形(如半椎体)、骨质破坏(感染/肿瘤)等。

(2)MRI 检查:适应于快速进展侧凸、疼痛、神经功能异常或左胸弯(可能合并脊髓畸形)。可发现脊髓空洞症、小脑扁桃体下疝畸形、脊髓栓系综合征等。

(3)CT 三维重建:复杂病例中用于评估椎体旋转、肋骨畸形及手术规划。

四、治疗方法

(一)早期筛查方法

脊柱侧凸的早期发现对于治疗和预后至关重要。家长和教师应密切关注孩子的体态变化,定期进行简单的脊柱检查,如观察双肩是否等高、背部是否对称等。一旦发现异常,应及时就医,通过 X 线检查确诊侧凸角度,并根据严重程度制定治疗方案,见图 1-4。

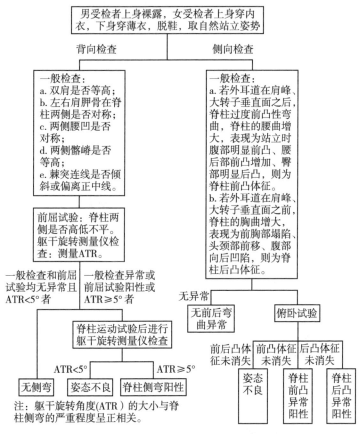

图 1-4   青少年特发性脊柱侧凸筛查流程

(二) 非手术治疗

1. 非手术治疗原则

(1) 轻度侧凸(<20°): 骨骼未成熟且月经初潮前,患者需每 4~6 个月随访一次,随访周期需覆盖整个生长期。

(2) 干预指征: 侧凸角度为 20°~25°; 两次复查进展>5°; Risser 征 Ⅱ 级以下(提示骨骼未成熟)。

2. 手法治疗

(1)推拿正脊:通过手法调整脊柱小关节错位,松解肌肉痉挛,改善局部气血循环。操作:㨰法、揉法放松背部肌肉;拔伸牵引配合旋转复位法矫正侧凸节段;点按膀胱经、督脉穴位(如肾俞、命门、夹脊穴)以通经活络。适用于轻度侧凸(Cobb 角 < 20°),可配合支具治疗增强效果。

(2)整脊疗法:结合现代生物力学与中医正骨理念,通过特定手法调整脊柱三维力线。严重骨质疏松、脊柱感染或肿瘤患者禁用。

3. 支具治疗

(1)适应证分层:20°~35°,推荐支具治疗;35°~40°,尝试支具治疗;>45°,需手术干预(成年后可能继续进展)。

(2)支具类型:经典 CTLSO(Milwaukee 支具),由骨盆托 + 三支架 + 颈托系统组成,作用机制为牵引 + 侧方压迫。改良 TLSO 系列(Boston/Miami/Wilmington),优势为美观性提升,青少年依从性高。Charleston 支具,特点为侧屈矫正,仅夜间佩戴。

(3)解剖定位原则:顶椎 ≤ T_7,采用 TLSO;顶椎 > T_7,需用 CTLSO(附加梯形衬垫 / 腋窝悬吊装置);上胸弯 > 45°,直接手术。

(三) 手术治疗

1. 后路三维矫形融合术　为目前的主流术式。内固定:多采用多节段椎弓根螺钉(胸椎 / 腰椎),上胸椎可酌情使用钩棒系统(如横突钩或椎弓根钩),需结合导航技术规避解剖风险。矫形技术:去旋转技术(derotation),矫正椎体轴向旋转;平移技术(translation),恢复脊柱矢状面及冠状面平衡。融合范围:选择性融合主弯,保留远端活动节段(避免过度融合至 L_3/L_4 以下)。

2. 前路手术　较为少用。适应证：单胸腰弯／腰弯（Lenke 5 型），柔韧性好。术式：胸腔镜辅助前路松解＋椎间融合＋钉棒固定。

3. 截骨技术　适用于严重僵硬性畸形。Smith-Petersen 截骨（SPO）或经椎弓根椎体截骨（PSO），用于 Cobb 角＞80° 或矢状面失衡。

五、转诊机制及转诊指征

青少年特发性脊柱侧凸分级诊疗如下：

1. 一级医院　注重筛查，如有异常，转二级医院评估确诊。

（1）筛查时机：每年 9 月开学季（配合学校体检）；青春期生长突增期（女孩初潮后 1 年内，男孩变声期）。

（2）基础工具：卷尺（测量双肩、骨盆高度差）；铅垂线（观察脊柱中线偏移）；简易脊柱侧凸测量尺（Scoliometer，可选）。

（3）场地要求：安静私密空间，需有平整墙面（贴墙站立检查）；检查床或长椅（用于前屈试验）。

（4）筛查四步法：第一步：病史初筛（3 分钟）。通过问卷快速识别高风险者。四问法：是否发现双肩不等高／背部隆起？是否有久坐后腰背酸痛？家族中是否有脊柱侧凸患者？近期身高增长是否加速（半年超 3cm）？记录阳性体征，2 项及以上阳性需进一步检查。第二步：简易体态观察（站立位检查）。三线对比法：肩线，受检者自然站立，观察双肩是否水平（差异＞1cm 为异常）；腰线，双手自然下垂，对比双侧腰凹弧度是否对称；臀线，触摸髂嵴最高点，测量骨盆倾斜度（差异＞0.5cm 需警惕）。铅垂线法：将铅垂线置于第 7 颈椎棘突，观察垂线是否通过臀沟（偏移>1cm 提示侧凸)。第三步：前屈试验(Adam 试验,核心筛查法)。操作步骤：受检者脱去上衣,双脚并拢,缓慢向前弯腰至 90°(膝关节伸直);检查者位于背后,双眼平视受检者背部。阳性判断：单侧背部隆起("剃刀背征"),高度差 ≥5mm(可用直尺测量);胸廓旋转不对称(肋骨隆起或凹陷)。第四步：简易测量与分级。Scoliometer 倾斜角测量(若设备可用)：将测量尺置于隆起最高点,倾斜角>5° 建议转诊拍片。风险分级：低风险,无体态异常,Adam 试验阴性;中风险,体态轻微异常,Adam 试验隆起 3~5mm;高风险,体态明显不对称,Adam 试验隆起 ≥5mm 或 Scoliometer>7°。

(5)筛查后处理：低风险,健康宣教,指导每日贴墙站立(每次 5 分钟,每日 2 次);建议 3 个月后复检。中风险,开展中医干预,每周 2 次督脉刮痧(从大椎至命门);教授"脊柱平衡操",1 个月后复评。高风险,立即开具转诊单至二级医院,拍摄全脊柱 X 线(注明测量 Cobb 角);临时佩戴软性护腰支具限制进展。

(6)注意事项

1)隐私保护：女性受检者需有女性医护人员在场,或用屏风遮挡。

2)假阳性排除：双下肢不等长引起的代偿性侧凸,测量腿长(髂前上棘至内踝)。

3)家长沟通技巧：避免使用"畸形""残疾"等词汇,改用"脊柱姿势不良""可矫正阶段"等表述。

2. 二级医院　结合患者的症状体征及影像学表现,侧重确诊及评估,如有手术指征或诊断不清,转三级医院。

影像学检查包括站立位脊柱全长正侧位片及左右侧屈片,还可采用俯卧位挤压侧凸顶点法评估手术矫正效果。手术适应证包括：侧凸大于 50°；侧凸大于 40° 且每年进展超过 5°；40°~50° 的骨骼未成熟患者；支具治疗无效且快速进展者；有明显腰背痛或神经压迫症状者。脊柱侧凸是三维畸形，需分析冠状面和矢状面。严重胸椎前凸患者可能需要手术，以避免影响肺功能。双胸弯和腰弯患者，若平衡良好，即使超过 50° 也可保持观察，除非有进展征象。

3. 三级医院　侧重确诊及制定手术方案。医生需要对侧凸进行仔细分析，观察其类型和柔韧性，因为每个患者都有其特点，应该进行仔细评估，制定详细的手术方案，见图 1-5。

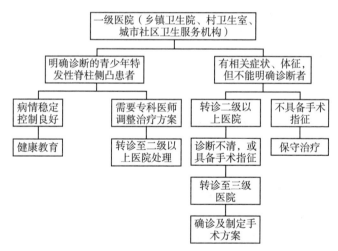

图 1-5　青少年特发性脊柱侧凸分级诊疗流程

六、预防调护

(一) 观察随访

根据 Cobb 角分层管理，将青少年特发性脊柱侧弯分为三度。

轻度(10°~24°):每6个月复查体态及ATR;加强核心肌群训练(如Schroth疗法、游泳);生长高峰期(Risser 0~2)需缩短随访间隔为3~4个月。

中度(25°~39°):定制矫形支具(每日佩戴18~22小时);联合物理治疗(如SEAS训练);每3~6个月影像学评估进展。

重度(≥40°):转诊至脊柱外科,评估手术指征(如椎弓根螺钉矫形术);术后每6~12个月随访功能恢复情况。

(二)健康教育

1. 培养良好的姿势习惯　保持正确的姿势是预防脊柱侧凸的基础。良好的站姿和坐姿不仅能减少脊柱的压力,还能促进身体的整体健康。站立时,保持身体挺直,确保头部、肩部和臀部在一条直线上,这样能够保持脊柱的自然弯曲。坐位时,应该避免弯腰驼背或跷二郎腿,确保椅子的高度和桌子的高度适合孩子的身高,使眼睛与书本保持适当距离,避免过度低头。此外,还应避免长时间保持同一姿势,适时起身活动,缓解脊柱压力。

2. 加强体育锻炼　体育锻炼对预防脊柱侧凸具有重要意义。适量的体育活动可以增强肌肉力量,提高脊柱的稳定性。建议青少年多参与游泳、慢跑、瑜伽等低冲击性运动,这些运动有助于拉伸脊柱两侧的肌肉和韧带,改善脊柱的柔韧性。同时,单杠、双杠等运动也能有效锻炼背部肌肉,为脊柱提供更强的支撑。

3. 合理安排学习与休息时间　长时间连续学习或使用电子设备会增加脊柱的负担。因此,家长应合理安排孩子的学习与休息时间,每隔一段时间提醒孩子起身活动,进行简单的伸展运动,缓解脊柱疲劳。此外,还应注意控制电子产品的使用时间,避免长时间低头看手机或电脑。

4. 保证营养均衡　均衡饮食对青少年的骨骼发育至关重要。建议青少年多摄入富含钙质、蛋白质和维生素 D 的食物,如牛奶、豆制品、鱼肉、蛋类、蔬菜和水果等。这些食物有助于骨骼的健康发育,增强脊柱的强度。同时,还应避免挑食和偏食,保证营养的全面摄入。

5. 定期进行脊柱检查　定期进行脊柱检查是早期发现脊柱侧凸的重要手段。家长可以在家中为孩子进行简单的脊柱外观检查,如观察双肩是否等高、背部是否对称等。学校也应开展脊柱健康筛查活动,以便早期发现问题并及时干预。对于疑似脊柱侧凸的孩子,应及时就医进行专业检查和治疗。

第五节　腰椎管狭窄症

一、疾病定义

腰椎管狭窄症(lumbar spinal stenosis,LSS)是指先天或后天因素所致的腰椎椎管或椎间孔狭窄,进而引起腰椎神经组织受压、血液循环障碍,出现臀部或下肢疼痛、间歇性跛行、伴或不伴腰痛症状的一组综合征。

二、分类

腰椎管狭窄症分为原发性狭窄和继发性狭窄,而临床上尤以获得性腰椎管狭窄症中的退变性最为常见。

(一)原发性腰椎管狭窄症

原发性腰椎管狭窄症是由椎管本身发育狭窄、软骨发育不良、隐性脊柱裂或骶裂等所致。

（二）继发性腰椎管狭窄症

继发性腰椎管狭窄症主要由椎管周围组织结构退行性改变、脊椎失稳或滑脱、外伤骨折产生解剖结构关系失常，以及手术后医源性损伤等造成椎管内径和容积较正常状态下变小而狭窄。临床上退行性椎管狭窄最为多见。

三、诊断方式

（一）高危人群

有反复下腰痛病史，可发生于各年龄段，但多见于中老年人。

（二）临床诊断

1. 临床表现及体征

（1）症状：可见持续性的腰痛或骶部疼痛，症状的轻重常与体位有关，前屈位、下蹲、坐位或屈膝屈髋侧卧时疼痛减轻，腰后伸位、站立、行走时疼痛加重。有时伴有单侧或双侧腿痛，多沿大腿后面、外侧面，小腿后面，足背及足趾放射。腰后伸时出现腰腿痛及麻木，前屈位时疼痛、麻木缓解。间歇性跛行是本病特有的临床特征，诊断标准为静息时无症状，行走数十米或数百米后即出现腿痛无力等症状，休息后（站立或蹲坐）症状又缓解或消失。其症状的产生可分为姿势型和缺血型两类：姿势型，走路、站立和伸腰都可使症状加重；缺血型，在行走时出现症状。重症患者可出现不全性弛缓性瘫痪，小便频，或失禁，大便无力。

（2）体征：腰椎管狭窄症的症状与体征常常不一致，一般是症状较重，体征较轻。主要体征有脊柱侧弯，病变处压痛，椎旁肌肉痉挛，腰后伸受限。腰部过伸试验阳性是本病的重要体征，表现为腰部后伸 10~15 秒后出现下腰部或腿部的疼痛、麻木。患侧踇趾背伸或跖屈肌力减弱，膝腱反射、跟腱反射减弱或消失。有时出现下肢肌肉萎缩、无力。受压神经支配区域皮肤感觉减弱或消失,若马尾神经受压,可出现鞍区麻木,肛门括约肌松弛。直腿抬高试验多为阴性或弱阳性。

2. X 线检查　正位 X 线片可显示左右关节突不对称,关节突肥大,椎体旋转、侧弯。侧位片显示椎间隙狭窄,椎体边缘骨质增生,椎体间有前后滑移,曲度异常,或变直,或反弓,或加大,呈Ⅲ~Ⅴ级改变。斜位片可见椎弓根切迹小、椎间孔狭窄及峡部不连等。X 线片还可除外各种骨质破坏性疾病。

3. CT 检查　具有较高的空间分辨力,通过调整适当的窗位,可清晰显示椎体骨赘、椎间盘及黄韧带等结构。CT 检查示椎管正中矢状径>13mm 为正常,10~13mm 为相对狭窄,<10mm 为狭窄;侧隐窝前后径>5mm 为正常,3~5mm 为相对狭窄,<3mm 为狭窄。

4. MRI 检查　将椎管前后径<10mm 及硬膜囊面积<100mm^2 作为中央椎管狭窄的诊断标准,敏感度可达87%~96%;神经根管直径<4mm 为神经根管狭窄的诊断依据。

四、治疗方法

(一)基础措施

注意为调整生活方式。

(1)休息、理疗和自主腰背肌锻炼:通过基础干预治疗可以改善血液循环,消除充血和水肿,逐步减轻无菌性炎症反应,最终缓解神经压迫和减轻肌肉痉挛等症状。

(2)佩戴腰围:腰围能延长患者行走距离,缓解疼痛。没有证据显示支具去除后仍可以维持治疗效果,同时长期佩戴腰托容易造成肌肉萎缩。

（二）药物干预包括抗腰椎管狭窄症的适应证及用法

1. **腰椎管狭窄症药物治疗适应证** 药物治疗腰椎管狭窄症通常用于临床症状轻、病史短或不宜手术的患者。

2. **腰椎管狭窄症治疗药物** 治疗药物根据作用机制可分为镇痛药、血管扩张药、神经营养药和中药。现就主要治疗腰椎管狭窄症的药物和用法进行介绍，见表1-9。

表1-9 治疗腰椎管狭窄症的主要药物

分类	种类	药物名称	主要适应证
镇痛药	非甾体抗炎药	昔布类药物	腰椎管狭窄症引发轻度至中度疼痛
		美洛昔康	腰椎管狭窄症引发轻度至中度疼痛
		布洛芬	腰椎管狭窄症引发轻度至中度疼痛
		双氯芬酸钠	腰椎管狭窄症引发轻度至中度疼痛
	阿片类药物	盐酸曲马多缓释片	腰椎管狭窄症引发中度至重度疼痛
	肌肉松弛剂	替扎尼定片	腰椎管狭窄症引发的肌肉僵硬
		盐酸乙哌立松片	腰椎管狭窄症引发的肌肉僵硬
		复方氯唑沙宗	腰椎管狭窄症引发急性骨骼肌损伤
抗癫痫药	钙通道调节剂	加巴喷丁	腰椎管狭窄症引发严重的神经痛
		普瑞巴林	腰椎管狭窄症引发严重的神经痛

续表

分类	种类	药物名称	主要适应证
营养神经药物	维生素 B_{12} 活性制剂	甲钴胺	腰椎管狭窄症引发严重肢体麻木
改善循环	血管扩张药	利马前列素	退行性腰椎管狭窄症
中药	祛风、散寒、通络、止痛	蠲痹汤	腰腿酸胀重着,肌肉拘紧、痉挛不舒,遇冷加重
	通络、补气、活血	补阳还五汤	腰酸背痛难以久坐,疼痛缠绵,面色少华,神疲乏力
	补益肝肾、补气养血	独活寄生汤	腰腿酸痛无力,劳累后更甚,休息后可缓解,精神疲倦,肌肉瘦削

(三) 康复治疗

腰椎管狭窄症的康复治疗是社区卫生服务中心的工作重点,在创新康复医疗服务模式下,应积极推动康复医疗与康复辅助器具配置服务衔接融合。可选择红外线、超短波、中药离子渗透局部热敷等方法来缓解肌肉痉挛,促进炎症消退。在症状缓解后,可以进行腰屈曲,腰背肌、腰肌功能锻炼等运动,腰椎屈曲可以增大椎管体积,减少马尾神经所受压力。腰背肌的肌肉力量锻炼可以增强脊柱的稳定性,减少脊柱的退行性变,对抗脊髓对神经组织的机械压迫。功能训练是治疗腰椎管狭窄症的有效方法。

(四) 运动疗法

腰椎管狭窄症的症状缓解后,应加强腰腹部及下肢肌肉的锻炼,以减缓竖脊肌的挛缩和紧张,调整静脉回流,减轻疼痛,恢复正常姿势。常用的锻炼方式有"五点支撑""平板支撑"等腰部保持平直的支撑练功方法,应循序渐进,以增强腰部肌力;下肢锻炼可做"脚踩空车""仰卧蹬空""侧卧外摆"等动作,有利于增强腿部肌力。手术治疗的康复阶段,亦应强调积极合理的功能锻炼,巩固疗效,防止复发。非手术疗法可以缓解症状,减轻疼痛。平时注意腰部保暖,避免风寒侵袭,以防诱发和加重症状。特别是中后期需加强腰背肌锻炼,以增强脊椎稳定性,有利于代偿或减缓椎间压力以减轻症状。

五、转诊机制和转诊指征

(一)腰椎管狭窄症分级诊疗

不同医疗机构腰椎管狭窄症分级诊疗分工、分级诊疗流程,见图1-6。各级医疗机构在腰椎管狭窄症诊疗中的分工如下:

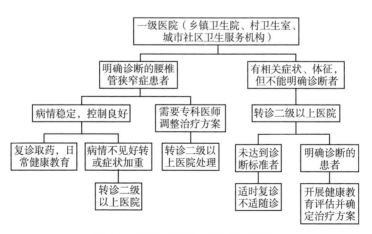

图 1-6 腰椎管狭窄症分级诊疗流程

1. 一级医院 乡镇卫生院、村卫生室、社区卫生服务机构等基层医疗卫生机构,通过建立居民健康档案、组织健康检查等方式开展腰椎管狭窄症高危人群筛查,登记确诊患者,建立患者管理档案;开展社区人群腰椎管狭窄症及相关危险因素(如体重超标、不良姿势)的健康教育;指导患者进行简单的康复训练,推广正确的生活习惯和姿势;提供基础保守治疗(如药物止痛、中医理疗);对诊断不明、症状加重或合并严重并发症的患者,及时转诊至二级或三级医院。

2. 二级医院 根据患者情况制定个性化治疗方案,包括药物治疗(如非甾体抗炎药、神经调节药物)、康复训练及牵引理疗,遵照《腰椎管狭窄症中西医结合诊疗指南(2023年)》《退行性腰椎管狭窄症诊疗专家共识》制定个体化的治疗方案;对病情稳定患者进行随诊,提供后续康复指导;对年龄较大的重症伴有脊柱侧弯、基础疾病较多、神经损害较重、需要手术的患者,及时转诊至三级医院。

3. 三级医院 开展多学科协作(MDT),针对疑难病例进行会诊;提供术后综合康复计划,包括康复训练、药物支持和心理疏导;开展腰椎管狭窄症相关科研,提高诊疗技术水平;对下级医疗机构提供技术指导与培训;对手术后病情稳定患者,转诊至一、二级医院进行后续治疗和随访管理。

(二)基层医疗卫生机构转诊指征

基层医疗卫生机构应承担腰椎管狭窄症的高危筛查、识别、确诊后连续性治疗、功能康复及长期随访管理工作,同时需要判别不适合在基层诊治的腰椎管狭窄症患者,并及时转诊。以下情况应及时转诊至上级医院:

1. 腰椎管狭窄症初筛后,基层医疗卫生机构如无确诊条件,须转诊至上级医院明确诊断、制定治疗方案,然后转回基层医疗卫生机构进行长期规范随访治疗和管理,并定期到上级医院复诊,评估患者治疗及管理效果。

2. 出现马尾综合征等情况时,建议早期手术治疗,尽早转诊。

3. 严重的神经损害症状者。

4. 经规范治疗后症状、体征无改善的腰椎管狭窄症患者。

5. 腰椎管狭窄症患者并发心脑血管疾病及其他内分泌代谢疾病等,或出现新的特殊情况,基层医疗卫生机构处理困难者。

6. 基层医疗卫生机构因治疗药物等条件限制需转诊处理者。

六、预防调护

(一) 社区随访

社区随访管理可将社区腰椎管狭窄症管理对象分为一般人群、高危人群、腰椎管狭窄症患者三类,进行分层分类管理。内容包括健康教育、高危筛查、生活方式调控、疾病诊断与规范治疗、功能评定与康复、家庭及社区支持等融于一体的连续性综合性管理。为实施不同风险的腰椎管狭窄症人群社区分层管理,应建立基于全科医生的腰椎管狭窄症社区管理团队,由全科医生、骨科专科医师、专病护士、康复治疗师、管理对象及家属等组成。

(二) 健康教育

1. 生活方面　生活要有规律:坚持体育锻炼,增强体质;胸怀豁达,精神乐观;居住应避潮湿,防冷暗,通风透光;要有良好的饮食习惯,注意营养调摄。女士尽量不穿高跟鞋。

2. 工作方面　从事坐位工作的人,对腰部损伤最大,可定时做抱膝动作,以减少腰部劳损;以保持脊柱略微向前屈曲的体位为佳,尽量避免向后仰伸的动作。

3. 体育锻炼　腰背部适当锻炼和按摩,如仰卧起坐等,每次 10~15 遍,3~5 分钟,每日 2~3 次。养成打太极拳或练气功的习惯,增强体质。

第六节　腰椎间盘突出症

一、疾病定义

腰椎间盘突出症(lumbar disc herniation,LDH)指腰椎间盘发生退行性病变后,纤维环部分或全部破裂,髓核单独或者连同纤维环、软骨终板向外突出,刺激和(或)压迫窦椎神经和神经根,表现为腰痛、下肢放射痛、下肢麻木、下肢无力、大小便功能障碍等症状的临床综合征。

二、分类

(一)根据突出位置分类

1. 中央型　突出位于椎间盘正后方,易压迫硬膜囊或马尾神经,可能导致双侧下肢疼痛麻木无力、会阴区麻木及大小便功能障碍。

2. 后外侧型　最常见类型,突出偏向一侧,压迫神经根,引起单侧下肢放射性疼痛(如坐骨神经痛)。

3. 椎间孔型　突出位于椎间孔内侧,压迫同节段神经根(如 L_4/L_5 突出压迫 L_5 神经根)。

4. 椎间孔外型　突出位于椎间孔外侧,压迫上一节段神经根(如 L_4/L_5 突出压迫 L_4 神经根),易漏诊。

(二) 根据病理形态分类

1. 膨出型　纤维环未完全破裂,髓核均匀膨出,症状较轻或无症状。

2. 突出型　纤维环部分破裂,髓核局部突出但未突破外层。

3. 脱出型　纤维环完全破裂,髓核突破后纵韧带进入椎管,可移动但仍与原间盘相连。

4. 游离型　髓核完全脱离原间盘,形成游离碎片,可能移位至椎管其他位置。

三、诊断方式

(一) 高危人群

1. 年龄　腰椎间盘突出症最常发生在 30~50 岁的人群。

2. 职业因素　经常需要搬运重物或从事体力劳动的工作,或久坐、久站的职业,如司机、办公室职员等。

3. 生活方式　缺乏运动,导致腰部肌肉力量不足,或长期保持不良姿势,如弯腰驼背。

4. 体重问题　超重或肥胖增加了脊柱的压力,容易引发椎间盘问题。

5. 腰骶先天异常　腰椎骶化、骶椎腰化、半椎体畸形、小关节畸形、关节突不对称等先天异常,可使腰椎承受的应力发生改变,从而导致椎间盘内压升高,易发生退变和损伤。家族中有腰椎疾病史的人群可能更容易患病。

6. 既往病史　曾经有过腰椎损伤或其他脊柱疾病的患者。

7. 其他因素　妊娠、糖尿病、高脂血症、吸烟、感染等是发生腰椎间盘突出症的危险因素。

(二) 临床诊断

1. 临床表现及体征

(1) 腰痛：腰痛通常是最早出现的症状，主要集中在腰骶区域，表现为酸胀感，有时会延伸至臀部。这种疼痛往往反复发作，久坐、长时间站立或劳累后加剧，休息时减轻。

(2) 下肢疼痛：下肢的放射性疼痛在站立、行走、打喷嚏或咳嗽时症状加重，卧床休息能够缓解症状。严重情况下，患者可能会感到相应神经分布区域的感觉异常或麻木。大多数腰椎间盘突出发生在 L_4/L_5 和 L_5/S_1，导致坐骨神经痛，引起下肢后外侧的放射性疼痛。少数情况下，高位腰椎间盘突出影响 $L_2 \sim L_4$ 神经根，引发股神经痛，造成腹股沟区或下肢前内侧疼痛。这种情况多见于单侧肢体，但也有极少数病例双下肢同时受到影响。

(3) 马尾神经症状：中央型椎间盘巨大突出、脱垂或游离的椎间盘组织，可能压迫马尾神经，引起双下肢及会阴区域的疼痛、感觉减退或麻木，甚至影响大小便功能。见表1-10。

表1-10　不同节段腰椎间盘突出症临床表现

突出节段	受累神经	疼痛部位	皮肤浅感觉下降区域	肌力下降	反射减弱
$L_{3/4}$	极外侧 L_3	腰部、臀部、小腿前下方、膝部内侧	大腿前外侧、膝关节	股四头肌	内收肌反射
	后外侧 L_4	腰部、臀部、小腿内侧、内踝	大腿前外侧、膝关节、小腿内侧	股四头肌、踝背伸肌力	膝反射

续表

突出节段	受累神经		疼痛部位	皮肤浅感觉下降区域	肌力下降	反射减弱
L$_{4/5}$	极外侧	L$_4$	腰部、臀部、小腿内侧、内踝	大腿前外侧、膝关节、小腿内侧	股四头肌、踝背伸肌力	膝反射
	后外侧	L$_5$	骶髂部、臀部、大腿外侧、小腿远端外侧、足背内侧三足趾	大腿外侧、小腿远端外侧、足大踇趾	足背伸、第1足趾背伸肌力	内侧腘后肌群反射
L$_5$/S$_1$	极外侧	L$_5$	骶髂部、臀部、大腿外侧、小腿远端外侧、足背内侧三足趾	大腿外侧、小腿远端外侧、足大踇趾	足背伸、第1足趾背伸肌力	内侧腘后肌群反射
	后外侧	S$_1$	腰部、骶髂部、臀部、大腿后外侧、小腿后外侧、足后外侧	小腿后侧、外踝、足外侧	足跖屈、第1足趾跖屈肌力	跟腱反射

（4）体征

1）一般体征：腰椎可能出现侧弯，患者可能表现出跛行。腰部的活动范围受限，尤其是在向前弯曲时更为明显。在受影响的椎间盘一侧，常常会有压痛，按压这些点可能会引发向远端放射的不适感。

2）特殊体征：①直腿抬高试验。L$_4$/L$_5$ 和 L$_5$/S$_1$ 椎间盘突出，常导致坐骨神经受压，使得直腿抬高测试呈阳性反应。②股神经牵拉试验。股神经牵拉试验阳性常提示可能存在 L$_2$~L$_4$ 神经根的损伤或压迫。

3) 神经系统表现:①感觉障碍。受影响的脊神经根所支配的皮肤区域可能出现感觉异常。初期症状可能包括皮肤敏感度增加,随后则可能出现麻木、刺痛、感觉减退的现象。②肌力下降。神经根受损会导致其控制的肌肉力量减弱,长期患病还可能导致肌肉萎缩。例如,L_5神经根受损会影响踝关节和脚趾背伸的能力,而S_1神经根受损则影响到足趾和足底屈曲的力量。③反射异常。患侧的腱反射可能会减弱或完全消失。具体来说,膝跳反射的变化往往与L_4神经根受压有关,而跟腱反射的变化则更多地关联于S_1神经根的压力。此外,提睾反射及肛门反射的减弱,肛门括约肌紧张度下降,这些都是马尾神经受到压迫的迹象。

2. 影像学表现

(1) X 线片:在评估脊柱骨性结构及序列异常方面具有基础性价值,其特征性间接征象包括病变节段动力位不稳、椎间隙高度进行性丢失、代偿性脊柱侧凸及牵拉性椎体边缘骨赘形成。但因缺乏软组织显影能力,无法直接辨识椎间盘突出,故仅作为辅助筛查手段。

(2) CT 成像:联合三维重组技术可显著提升诊断效能。其优势在于精准解析骨性椎管形态学改变(如关节突增生、椎间孔狭窄等),尤其在检测钙化灶及骨赘形成方面较其他检查更具优势。但对神经根袖形态、椎间盘-神经界面等软组织结构的层次分辨存在局限性。

(3) MRI 检查:作为诊断金标准,具备以下核心优势。①无电离辐射风险;②通过多序列成像实现椎间盘水分含量定量评估(判断退变分级);③多平面重建清晰显示突出物与神经根/硬膜囊的立体空间关系;④动态观察硬膜外脂肪间隙改变。需注意的是,其对骨性压迫细节的显示逊于 CT,必要时需与 CT 联合诊断。

四、治疗方法

(一) 基础措施
调整生活方式

(1)休息、理疗和自主腰背肌锻炼：以卧床制动、物理治疗及腰背肌功能训练为基本框架。该联合方案通过促进局部微循环、加速炎性介质代谢，逐步缓解神经根水肿与肌肉代偿性痉挛，进而改善神经动力学状态。

(2)佩戴腰围：短期(≤3周)佩戴医用腰围可提升机械性稳定，延长功能性活动时间。但需注意长期依赖可能引发椎旁肌失用性萎缩，建议同步进行核心肌群激活训练。

(二) 药物干预包括抗腰椎间盘突出症的适应证及用法

1. 腰椎间盘突出症药物治疗适应证　药物治疗腰椎间盘突出症通常用于临床症状轻、病史短或不宜手术的患者。

2. 腰椎间盘突出症治疗药物　治疗药物根据作用机制可分为镇痛药、血管扩张药、神经营养药和中药。现就主要治疗腰椎间盘突出症的药物的主要适应证和用法进行介绍，见表1-11。

表 1-11　治疗腰椎间盘突出症的主要药物

分类	种类	药物名称	主要适应证
镇痛药	非甾体抗炎药	塞来昔布	腰椎间盘突出症引发轻度至中度疼痛
		依托考昔	腰椎间盘突出症引发轻度至中度疼痛
		布洛芬	腰椎间盘突出症引发轻度至中度疼痛
		双氯芬酸钠	腰椎间盘突出症引发轻度至中度疼痛

续表

分类	种类	药物名称	主要适应证
镇痛药	阿片类药物	盐酸曲马多缓释片	腰椎间盘突出症引发中度至重度疼痛
	肌肉松弛剂	替扎尼定片	腰椎间盘突出症引发的肌肉僵硬
		盐酸乙哌立松片	腰椎间盘突出症引发的肌肉僵硬
		复方氯唑沙宗	腰椎间盘突出症引发急性骨骼肌损伤
抗癫痫药	钙通道调节剂	加巴喷丁	腰椎间盘突出症引发严重的神经痛
		普瑞巴林	腰椎间盘突出症引发严重的神经痛
激素	糖皮质激素	甲泼尼龙	短期内更有效缓解根性腰腿疼痛
		地塞米松	短期内更有效缓解根性腰腿疼痛
营养神经药物	维生素 B_{12} 活性制剂	甲钴胺	腰椎间盘突出症引发严重肢体麻木
中药	祛风、散寒、通络、止痛	蠲痹汤	腰腿酸胀重着,肌肉拘紧、痉挛不舒,遇冷加重
	益气、养血、通经、活络	黄芪桂枝五物汤	腰腿冷痛,遇寒加重、得温则减,面色苍白或萎黄,疲倦乏力,舌质淡,脉细
	补益肝肾、补气养血	独活寄生汤	腰腿酸痛无力,劳累后更甚,休息后可缓解,精神疲倦,肌肉瘦削

(三) 康复治疗

腰椎间盘突出症的康复治疗是社区卫生服务中心的工作重点之一。急性期干预,采用物理因子联合疗法(红外偏振光、脉冲式超短波、靶向中药透入)调节肌肉张力,加速炎症介质清除;在症状缓解后,实施脊柱生物力学重塑训练(麦肯基腰屈曲技术、悬吊系统核心激活),进行腰屈曲、腰背肌、腰肌功能锻炼等运动,减轻椎间盘压力,避免神经压迫。腰背肌的肌肉力量锻炼可以增强脊柱的稳定性,减少脊柱的退行性变,对抗脊髓对神经组织的机械压迫。以"减轻压迫-强化稳定-功能重塑"为核心,通过物理治疗缓解急性症状,针对性锻炼提升脊柱力学平衡,辅以科学姿势管理降低复发风险,最终实现患者生活质量的全面提升。

(四) 运动疗法

症状缓解后,应加强腰背部及下肢肌肉的锻炼,以减缓竖脊肌的挛缩和紧张,调整静脉回流,减轻疼痛,恢复正常姿势。常用的锻炼方式有"五点支撑""平板支撑""猫/牛式伸展"等增强腰腹深层肌肉力量,减轻椎间盘压力,改善脊柱稳定性的训练;下肢锻炼可做仰卧蹬空、侧卧外摆腿、直腿抬高等动作,有利于增强腿部肌力。手术治疗的康复阶段,亦应强调积极合理的功能锻炼,巩固疗效,防止复发。非手术疗法可以缓解症状,减轻疼痛。平时注意腰部保暖,避免风寒侵袭,以防诱发和加重症状。特别是中后期需加强腰背肌锻炼,以增强脊椎稳定性,有利于代偿或减缓椎间压力以减轻症状。

五、转诊机制和转诊指征

(一) 腰椎间盘突出症分级诊疗

不同医疗机构腰椎间盘突出症分级诊疗分工、分级诊

疗流程,见图1-7。各级医疗机构在腰椎间盘突出症诊疗中的分工如下:

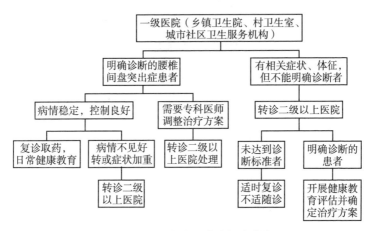

图 1-7 腰椎间盘突出症分级诊疗流程

1. 一级医院 乡镇卫生院、村卫生室、社区卫生服务机构等基层医疗卫生机构,通过建立居民健康档案、组织健康检查等方式开展腰椎间盘突出症高危人群筛查,登记确诊患者,建立患者管理档案;开展社区人群腰椎间盘突出症及相关危险因素(如体重超标、不良姿势)的健康教育;指导患者进行简单的康复训练,推广正确的生活习惯和姿势;提供基础保守治疗(如药物止痛、中医理疗);对诊断不明、症状加重或合并严重并发症的患者,及时转诊至二级或三级医院。

2. 二级医院 根据患者情况制定个性化治疗方案,包括药物治疗(如非甾体抗炎药、神经调节药物)、康复训练及牵引理疗,遵照《腰椎间盘突出症中西医结合诊疗专家共识(2023 年)》制定个体化的治疗方案;对病情稳定患者进行随诊,提供后续康复指导;对年龄较大的重症伴有脊柱侧弯、基础疾病较多需要手术的患者,及时转诊至三级医院。

3. 三级医院 开展多学科协作(MDT),针对疑难病例进行会诊;提供术后综合康复计划,包括康复训练、药物支持和心理疏导;开展腰椎间盘突出症相关科研,提高诊疗技术水平;对下级医疗机构提供技术指导与培训;对手术后病情稳定患者,转诊至一级、二级医院进行后续治疗和随访管理。

(二)基层医疗卫生机构转诊指征

基层医疗卫生机构应承担腰椎间盘突出症的高危筛查、识别、确诊后连续性治疗、功能康复及长期随访管理工作,同时需要判别不适合在基层诊治的腰椎间盘突出症患者,并及时转诊。以下情况应及时转诊至上级医院:

1. 腰椎间盘突出症初筛后,基层医疗卫生机构如无确诊条件,须转诊至上级医院明确诊断、制定治疗方案,然后转回基层医疗卫生机构进行长期规范随访治疗和管理,并定期到上级医院复诊,评估患者治疗及管理效果。

2. 出现马尾综合征等情况时,建议早期手术治疗,尽早转诊。

3. 严重的神经损害症状者。

4. 经规范治疗后症状、体征无改善的腰椎间盘突出症患者。

5. 腰椎间盘突出症患者并发心脑血管疾病及其他内分泌代谢疾病等,或出现新的特殊情况,基层医疗卫生机构处理困难者。

6. 基层医疗卫生机构因治疗药物等条件限制需转诊处理者。

六、预防调护

(一)社区随访

腰椎间盘突出症社区随访管理可将社区腰椎间盘突出症管理对象分为一般人群、高危人群、腰椎间盘突出症患者三类,进行分层分类管理,内容包括健康教育、高危筛查、生活方式调控、疾病诊断与规范治疗、功能评定与康复、家庭及社区支持等融于一体的连续性综合性管理。为实施不同风险的腰椎间盘突出症人群社区分层管理,应建立基于全科医生的腰椎间盘突出症社区管理团队,由全科医生、骨科专科医师、专病护士、康复治疗师、管理对象及家属等组成。

(二)健康教育

1. 生活方面   生活要有规律,坚持体育锻炼,增强体质;保持正确姿势,避免久坐、久站,保持腰部自然曲线;加强核心肌群锻炼,如平板支撑、桥式运动等,增强腰部支撑力。适度运动,如游泳、瑜伽等低冲击运动有助于缓解腰部压力。避免重体力劳动,如需提重物,保持背部挺直,用腿部发力;居住应避潮湿,防冷暗,通风透光;要有良好的饮食习惯,注意营养调摄;女士尽量不穿高跟鞋。

2. 工作方面   从事坐位工作的人,对腰部损伤最大,可定时做抱膝动作,以减少腰部劳损;保持脊柱略微向前屈曲的体位为佳,尽量避免向后仰伸的动作。正确的搬物及办公姿势、中等硬度的床垫可避免腰痛的发生或加重。建议患者在持续工作或某些会加重脊柱负荷的情况下佩戴护具,并注意定时放松。

3. 心理健康教育   关注患者的心理状态,提供必要的心理咨询服务,协助他们处理因疾病而产生的负面情绪。

对于慢性疼痛患者,应针对其存在的抑郁、焦虑问题进行心理辅导及康复知识教育,促使其心理状况改善,有助于疼痛的缓解。促进社会互动,鼓励参加社区活动,维持良好的人际关系。

(三) 自检工具

1. 症状自查

(1)年龄:是否在 30~50 岁?

(2)职业:是否长期从事重体力劳动、久坐,或需要频繁弯腰的职业?

(3)体重:体质量指数(BMI)是否大于 24 ?

(4)活动:日常是否缺乏锻炼或运动不当(如举重姿势不正确)?

(5)腰痛:是否经常感到下腰部疼痛,尤其是在久坐、久站或弯腰后加重?

(6)下肢放射痛:疼痛是否从腰部向臀部、大腿后侧、小腿,甚至脚部放射?

(7)麻木或刺痛:是否感到下肢或脚部有麻木、刺痛或无力感?

(8)活动受限:是否感到腰部活动受限,尤其是弯腰、转身时疼痛加剧?

(9)咳嗽或打喷嚏时疼痛加重:是否在咳嗽、打喷嚏或用力时感到腰部或下肢疼痛加重?

(10)行走困难:是否感到行走时疼痛加重,甚至出现跛行?

(11)站立或坐立不安:是否在站立或坐立时感到不适,需要频繁变换姿势?

(12)夜间疼痛:是否在夜间或清晨感到腰部或下肢疼痛加重?

2. 简单测试

(1) 直腿抬高测试：平躺在地上或床上，双腿伸直。慢慢抬起一条腿，保持膝盖伸直。如果在抬起腿的过程中（通常在 30°~70° 之间）感到腰部或下肢疼痛，可能提示腰椎间盘突出。

(2) 坐骨神经牵拉测试：坐在椅子边缘，双腿自然下垂。慢慢伸直一条腿，脚背向上勾起。如果感到腰部或下肢疼痛，可能提示坐骨神经受到压迫。

第二章　关节疾病

第一节 膝骨关节炎

一、疾病定义

膝骨关节炎(knee osteoarthritis,KOA)是指由多种因素引起的关节软骨退行性改变,包括关节软骨纤维化、皲裂、溃疡、脱失等导致的以关节疼痛、肿胀和活动受限为主要症状的退行性疾病。

二、分类

膝骨关节炎的分类可根据病因、病变部位等不同维度进行划分。

(一) 按病因分类

1. 原发性膝骨关节炎 病因不明确,通常与年龄、遗传、长期关节劳损及慢性微小损伤积累有关,多见于中老年人群,女性发病率高于男性。早期表现为关节僵硬,活动后疼痛,晚期可导致关节畸形和功能障碍。病理机制可见关节软骨退行性变、骨质增生及滑膜炎症。

2. 继发性膝骨关节炎

(1)创伤性关节炎:由膝关节外伤(如骨折、韧带撕裂、半月板损伤等)未完全恢复引发,临床表现与原发性类似,但有明确外伤史。

(2)感染性关节炎:如化脓性关节炎,由细菌感染引起,伴随脓液形成,需抗生素或手术治疗。

(3)代谢性或炎症性关节炎:包括痛风性关节炎(尿酸结晶沉积)、类风湿性关节炎(自身免疫性滑膜炎)、风湿性关节炎等,常累及全身多关节。

(二) 按病变部位分类

1. 内侧间室膝骨关节炎　膝关节内侧软骨磨损,常见于膝内翻(O形腿)患者,因内侧负重增加导致退变加速。

2. 外侧间室膝骨关节炎　外侧软骨磨损,多与膝外翻(X形腿)相关,外侧受力异常引发疼痛。

3. 髌股关节炎　髌骨与股骨滑车间的软骨损伤,表现为上下楼梯或下蹲时疼痛,常见于髌骨轨迹异常或长期蹲位工作者。

三、诊断方式

(一) 危险因素

1. 年龄　>50岁发病率显著升高。

2. BMI　>25kg/m² 是重要风险因素。

3. 既往史　关节创伤、半月板损伤、职业性劳损(如运动员、搬运工)。

(二) 典型症状

1. 疼痛　活动后加重(如上下楼梯、行走),休息后缓解,晚期可出现静息痛或夜间痛。

2. 僵硬　晨僵通常≤30分钟,久坐后关节活动受限(需"启动期"恢复)。

3. 肿胀　关节积液或滑膜增生导致的局部肿胀。

4. 活动障碍　屈伸受限、关节不稳或"打软腿"现象。

(三) 体格检查

1. 关节触诊　压痛:常见于内侧关节线、髌骨边缘或股骨髁。骨摩擦感:活动膝关节时触及摩擦音或摩擦感(软骨磨损特征)。

2. 关节活动度评估　正常膝关节屈曲角度约0°~135°,

骨关节炎患者常伴屈曲挛缩或伸展受限。

3. **特殊体征**　髌骨研磨试验：压迫髌骨并推动，出现疼痛提示髌股关节炎。麦氏征阳性：提示半月板损伤。

（四）影像学检查

1. **X 线检查**　典型表现（按 Kellgren-Lawrence 分级）：Ⅰ级，可疑关节间隙狭窄，微小骨赘。Ⅱ级，明确骨赘，关节间隙轻度狭窄。Ⅲ级，中度骨赘，关节间隙明显狭窄，软骨下骨硬化。Ⅳ级，大量骨赘，关节间隙消失，明显软骨下骨硬化，骨端畸形。拍摄体位：采用负重位（站立位）评估关节间隙狭窄程度。

2. **MRI 检查**　典型表现（按 Recht 分级）：Ⅰ级，软骨分层结构消失，软骨内出现局灶性低信号区，软骨表面光滑。Ⅱ级，软骨表面轮廓轻至中度不规则，软骨缺损深度未及全层厚度的 50%。Ⅲ级，软骨表面轮廓中至重度不规则，软骨缺损深度达全层厚度的 50% 以上，但未完全脱落。Ⅳ级，软骨全层缺损、剥脱，软骨下骨质暴露，有 / 无软骨下骨质信号改变。

（五）实验室检查（排除其他疾病）

1. **常规检查**　血常规：白细胞正常（与感染性关节炎鉴别）。C 反应蛋白（CRP）、血沉（ESR）：通常正常或轻度升高（如异常升高需排除类风湿性关节炎或感染）。

2. **特异性检查**　类风湿因子（RF）、抗 CCP 抗体：阴性（排除类风湿性关节炎）。血尿酸：正常（排除痛风性关节炎）。

3. **关节液分析**　外观：淡黄色、黏稠（非化脓性）。细胞计数：<2 000/μL（化脓性关节炎>50 000/μL）。结晶：无双折射结晶（排除痛风或假性痛风）。

四、治疗方法

(一) 基础措施

1. 患者教育

(1) 了解疾病：让患者充分认识膝骨关节炎的发生发展过程，知晓绝大多数患者经现代医学治疗后预后良好，从而消除其思想负担。

(2) 配合治疗：使患者明白与医生密切配合是维护健康的关键，同时了解所用药品的用法和不良反应，在医生指导下规范用药，切勿自行任意改变。

(3) 重视支持：让患者了解家庭和社会的支持与帮助对治疗的积极作用，鼓励其积极面对疾病。

2. 运动和生活指导

(1) 调整生活方式：避免长途疲劳奔走、爬山、上下高层楼梯，以及长久站立、跪位和蹲位等对膝关节不利的活动和体位姿势；肥胖者应减轻体重，保持标准体重，以减轻关节负担。

(2) 关节保护：可戴护膝等保护关节的弹性套；避免穿高跟鞋，选择软、有弹性的"运动鞋"及适合的鞋垫，对于膝关节内侧室 OA 可用楔形鞋垫辅助治疗；发作期可使用手杖、助步器等协助活动，减轻受累关节的负荷。

(二) 药物治疗

常见的治疗膝骨关节炎药物主要分为局部外用药物、口服药物、关节腔内注射药物，主要适应证和用法见表 2-1。

(三) 康复治疗

1. 运动疗法

运动疗法需遵循个体化、循序渐进、长期坚持的原则。科学合理的运动疗法有助于轻中度膝骨关节炎患者改善症状，保持关节正常活动度，提高关节稳定性。

表2-1 防治膝骨关节炎的常用药物

分类	种类	药物名称	适应证
局部外用药物	非甾体抗炎药（NSAIDs）	双氯芬酸二乙胺凝胶 洛索洛芬贴剂 氟比洛芬贴膏	适用于轻中度疼痛、疼痛急性发作的患者,尤其是高龄患者或基础疾病较多的患者,先选择局部外用
口服药物	非甾体抗炎药（NSAIDs）	双氯芬酸 塞来昔布 依托考昔	适用于中重度疼痛、疼痛急性发作的患者
	阿片类镇痛药	双氢可待因 羟考酮 可待因	用于缓解严重疼痛症状,不良反应和成瘾性发生率相对较高,不作为首选药物
	抗焦虑/抗抑郁药	度洛西汀 普瑞巴林	用于缓解慢性疼痛,亦能改善由此引发的焦虑、抑郁情绪或睡眠障碍
	中成药类	金天格胶囊 金乌骨通胶囊 仙灵骨葆胶囊 痹祺胶囊	适用于轻中度疼痛症状患者,需根据辨证具体选择药物
关节腔内注射	糖皮质激素	曲安奈德	适用于中重度骨关节炎患者,疼痛症状明显
	葡聚糖醛酸	玻璃酸钠	适用于轻中度骨关节炎患者,有一定的关节保护功效

体重较高患者可使用膝关节辅具(如:手杖、拐杖、助行器、膝关节减压支具)进行辅助运动。适当的有氧运动,如游泳、快走(每分钟120~140步)、骑行等,可保护关节运动功能。进行下肢肌力及抗阻锻炼以增强肌肉的力量和增加关

节的稳定性,如股四头肌等长伸缩锻炼、直腿抬高运动等。中医运动疗法,如适当进行太极拳、八段锦等运动,可以增强下肢肌力与关节稳定性,缓解疼痛及焦虑。

2. 物理因子治疗 主要包括超声波、脉冲电磁场及体外冲击波等治疗方法。主要通过机械振动波及热效应起到治疗作用,可缓解患者的疼痛,在一定程度上改善关节活动度和运动功能。

3. 中医治疗 主要包括针灸、手法等。针灸治疗可通过针刺穴位来调节身体的气血流通,起到疏通经络、止痛等作用;中医手法通过理筋、整骨手法,起到舒筋通络、活血化瘀、松解粘连、滑利关节的作用。通过中医康复治疗可减轻关节疼痛、改善肌肉力量和关节稳定性,保持关节活动度。

五、转诊机制和转诊指征

(一) 膝骨关节炎的分级诊疗

各级医疗机构在膝骨关节炎诊疗中的分工如下:

1. 一级医院 包括乡镇卫生院、村卫生室、社区卫生服务机构等基层医疗卫生机构,应承担原发性膝骨关节炎患者的初步筛查、识别、初诊后连续性药物治疗、开展康复治疗及长期随访管理工作。初步筛查后无法明确诊断需进一步检查的患者、药物及康复治疗无明显改善的患者、症状较严重的患者,以及影像学表现 K-L 分级Ⅲ级及以上的患者应转诊到上级医院。

2. 二级医院 负责膝骨关节炎临床初步诊断,按照需要完善相关检查;视情况开展以膝关节修复为目的的综合治疗。诊断不明的患者、治疗无明显改善的患者及 K-L 分级Ⅳ级者,应转诊到三级医院诊治,对病情稳定者进行随诊。

3. 三级医院 负责膝骨关节炎确诊,根据需要完善相关检查。开展以膝关节重建为目的的综合治疗。治疗后病情稳定者可以转诊到一、二级医疗机构进行连续性治疗、随访及康复。

(二) 基层医疗卫生机构转诊指征

基层医疗卫生机构应承担膝骨关节炎的高危筛查、识别、确诊后连续性治疗、功能康复及长期随访管理工作,同时需要判别不适合在基层诊治的膝骨关节炎患者,并及时转诊。以下情况应及时转诊至上级医院:

1. 膝骨关节炎初筛后,基层医疗卫生机构如无确诊条件,须转诊至上级医院明确诊断、制定治疗方案,然后转回基层医疗卫生机构进行长期规范随访治疗和管理,并定期(一般可为 0.5~1 年)到上级医院复诊,评估患者治疗及管理效果。

2. 影像学表现 K-L 分级Ⅲ级及以上患者,或伴疼痛症状明显者。

3. 继发性膝骨关节炎患者,病因无法明确,或无法治疗的患者。

4. 经规范治疗后,症状、体征无改善的膝骨关节炎患者。

5. 膝骨关节炎患者并发心脑血管疾病及其他内分泌代谢疾病等,或出现新的特殊情况,基层医疗卫生机构处理困难者。

6. 基层医疗卫生机构因治疗药物等条件限制需转诊处理者。

六、预防调护

(一) 社区随访

膝骨关节炎的社区随访在疾病管理中起核心作用,其目标是通过定期评估和个性化干预措施,帮助患者实现症状控制(如减轻疼痛与不适),恢复膝关节运动功能,预防肌肉萎缩、体重异常及心理问题等并发症,同时结合健康教育、物理治疗和生活方式指导,优化患者治疗的长期依从性,从而延缓疾病进展、降低致残风险,最终实现患者生活质量的全面提升和身心健康的综合改善。为实现膝骨关节炎社区分层管理,基层医疗卫生机构应建立以全科医生为主导的膝骨关节炎社区管理团队,由全科医生、骨科专病医生、康复治疗师、专病护士、患者及其家属等组成,见表2-2。

表2-2 社区膝骨关节炎分层管理内容及成员组成

对象	管理内容	实施者
一般人群	健康膝关节维护:给予健康教育、生活方式指导;普及膝骨关节炎的早期预防知识	全科医生及其助手
高危人群	高危筛查;生活方式干预;调整体重;建议适量运动,避免过度运动	骨科专病医生、全科医生、专病护士
膝骨关节炎患者	膝骨关节炎的规范诊断、药物治疗、随访管理、症状评估与治疗效果随访	全科医生、骨科专病医生、专病护士
严重膝骨关节炎患者	康复治疗、疼痛管理、手术前后的管理	全科医生、骨科专病医生、康复治疗师

基层膝骨关节炎管理的随访内容包括:

1. 复查膝关节负重位 X 线;
2. 膝关节疼痛评估;
3. 膝关节运动功能状态评估;
4. 患者体重是否超标;
5. 是否有适量的运动;

6. 是否进行膝关节高负荷运动；

7. 是否佩戴膝关节护具；

8. 是否有膝关节外伤；

9. 健康宣教；

10. 是否有不健康的生活方式；

11. 是否伴发新诊断痛风、感染等可能导致继发性膝骨关节炎的疾病。

随访形式可采用电话随访、上门随访、微信或移动APP 等移动终端随访。

(二) 健康教育

1. **疾病认知与病因管理**　膝骨关节炎是关节软骨退行性病变引发的慢性炎症，表现为疼痛、僵硬、活动受限。主要危险因素包括年龄增长、肥胖、遗传、创伤及长期过度负荷。健康教育需强调对疾病本质的科学认知，消除患者对"致残"的过度恐惧，鼓励与医生合作制定个性化管理方案。

2. **生活方式干预**

(1)体重管理：肥胖是重要的可控风险因素，体重每减轻 5kg 可降低 50% 的 KOA 发病率。建议通过低脂高纤维饮食及规律运动控制 BMI。

(2)运动疗法：推荐游泳、骑自行车等低冲击有氧运动，结合股四头肌强化训练(如靠墙静蹲)提升关节稳定性。避免爬山、跳绳等高负荷活动。

(3)关节保护：使用手杖/助行器减少步行负荷，避免长时间跪姿或盘腿坐。

3. **环境与行为调整**　注意膝关节保暖以改善局部血液循环，寒冷环境佩戴护膝。选择硬底软帮鞋，避免高跟鞋。职业人群需定时变换姿势，避免久站久坐导致的关节僵硬。

4. 营养与药物管理　增加钙、维生素 D 及 Omega-3 脂肪酸摄入（如牛奶、深海鱼），必要时补充氨基葡萄糖。非甾体抗炎药（NSAIDs）作为一线止痛药物，需监测胃肠道及心血管副作用。

第二节　肩关节周围炎

一、疾病定义

肩关节周围炎（scapulohumeral periarthritis，SP），简称肩周炎，是指肩周软组织（包括肩周肌、肌腱、滑囊和关节囊等）病变引起的以肩关节疼痛和活动功能障碍为特征的疾病，又称冻结肩、粘连性肩关节炎。

二、分类

本病按病程长短可分为急性期、慢性期、功能恢复期。

(一) 急性期

起病急骤，疼痛剧烈，肌肉痉挛，关节活动受限。夜间剧痛，压痛范围广泛，喙突、喙肱韧带、肩峰下、冈上肌、冈下肌、肱二头肌长头腱、四边孔等部位均可出现压痛。急性期可持续 10~36 周。X 线检查一般无明显异常。

(二) 慢性期

疼痛相对减轻，但压痛仍较广泛，关节功能受限发展到关节僵硬，梳头、穿衣、举臂托物均感动作困难。肩关节周围软组织呈冻结状态。年龄较大或病情较长者，慢性期可持续 4~12 个月。

（三）功能恢复期

肩关节隐痛或不痛,功能可恢复到正常或接近正常。功能恢复期可持续 12~42 个月。

三、诊断方式

（一）高危人群

肩周炎俗称"五十肩",好发于 50 岁左右的人群,女性的发病率高于男性。体育运动员、重体力劳动者、画家等经常进行重复性肩部运动的人群,以及有肩部外伤、肩关节术后病史者,都是肩周炎的高危人群。

（二）临床诊断

1. 临床表现

（1）病情发展:多数肩周炎患者呈慢性发病,隐匿进行,少数有外伤史,多见于中老年人。病症初发时轻微,以后逐渐加重。

（2）疼痛:肩周炎疼痛一般以肩关节的前、外侧部为重,多为酸痛、钝痛或呈刀割样痛,夜间尤甚,影响睡眠;疼痛可牵涉同侧的颈背部、肘部或手部,症状可因肩臂运动加重;肩关节轻度被动内收、内旋位,冈上肌、三角肌可出现失用性萎缩,肩关节周围广泛压痛,甚至延伸至斜方肌与肩胛间区域。

（3）功能障碍:肩关节各方向活动均可出现程度不同的功能障碍,尤以外展、外旋、后伸障碍为主,重者出现典型的"扛肩"现象。

2. 基层诊查　肩周炎的早期表现为肩关节局部疼痛、活动受限、肌力下降等,肩关节外展试验多呈阳性,其诊断过程需结合肌骨超声、X 线、磁共振等以鉴别诊断。在肩周炎的基层诊查中,应通过问诊及查体完成早期筛查,主要通过以下评估指标：

（1）发病年龄：好发于 50 岁以上的中老年人。

（2）病因：常由睡眠时肩关节受凉引起，少数有外伤史。

（3）肩关节体格检查：主要详细检查肩关节周围的压痛点具体位置，如盂肱关节周围、肩锁关节、肩峰下间隙、喙突周围、腋下等压痛情况，肩关节的上举、外展、外旋、前屈和内旋等活动角度，尤其是被动外展和外旋受限，并检查三角肌、冈上肌有无痉挛或萎缩，有无肩峰撞击征表现。晚期可能发生失用性肌萎缩，应注意疼痛弧、落臂试验等肩袖损伤相关检查予以鉴别诊断。

四、治疗方法

（一）基础措施

1. 调整生活方式

（1）保持挺胸抬头，椅子高度要合适，使双脚能平放在地面，电脑屏幕中心应与眼睛平视高度一致，避免弯腰驼背或低头过久，减轻肩部压力。

（2）睡眠时应选择合适高度的枕头，避免枕头过高或过低。一般来说，枕头高度以自己一个拳头的高度为宜，保证肩部在睡眠中处于自然放松状态，减轻肩部负担。

2. 改善肩部活动

（1）钟摆运动：患者站立位，弯腰，患肢自然下垂，用健侧手扶住患侧手腕，做前后、左右的摆动，动作要缓慢、轻柔，以不引起剧痛为度，这个运动可以初步改善肩部的活动范围。

（2）耸肩运动：双肩缓慢向上耸起，靠近耳朵，然后缓慢放下，重复进行 10~15 次。耸肩运动有助于放松肩部肌肉，增加肩部的活动灵活性，避免肩部过度制动。

(二) 药物干预

药物干预是治疗肩周炎的重要手段之一,常用药物包括非甾体抗炎药(NSAIDs)、肌肉松弛剂和糖皮质激素等,见表 2-3。

表 2-3　肩周炎常用药物

分类	名称	适应证
非甾体抗炎药(NSAIDs)	布洛芬、双氯芬酸、美洛昔康、吲哚美辛等	NSAIDs 是治疗肩周炎的一线药物,主要用于缓解疼痛和减轻炎症。这些药物的适应证包括轻至中度的肩部疼痛和炎症
肌肉松弛剂	氯唑沙宗、乙哌立松等	主要用于缓解肩部肌肉紧张,减轻疼痛。适应证为肩部肌肉痉挛引起的疼痛和活动受限
糖皮质激素	泼尼松、地塞米松等	适用于肩部炎症较重,NSAIDs 效果不佳的情况
其他药物	维生素 B_1、维生素 B_6、维生素 B_{12} 等	可用于改善神经功能,缓解肩部疼痛

(三) 康复治疗

肩周炎的康复治疗是一个综合过程,需要多方面的配合。

1. 物理治疗　物理治疗是治疗肩周炎的核心部分,通过专业理疗师的指导进行肩部运动和拉伸,可以有效缓解肌肉紧张,增加肩关节的活动范围。例如,每日坚持做一些简单的肩部拉伸运动,像肩关节的旋转、手臂的抬高等,能够帮助逐渐恢复肩部的灵活性。

2. 针灸疗法　针灸通过刺激特定穴位来促进血液循环和舒缓局部肌肉紧张,对缓解肩周炎症状有益。针灸可作为一种辅助手段,在某些阶段配合传统物理疗法使用。

3. 中药外敷　使用传统中药材按一定比例配比后直接贴于患处,可起到活血化瘀、消肿止痛的作用,主要针对急性发作期的肩周炎患者,能够有效减轻炎症反应和疼痛症状。

4. 功能性锻炼和肌肉强化训练　功能性锻炼和肌肉强化训练可以提高肩关节灵活性和力量,如哑铃推举、弹力带拉伸等。这些方法适用于不同阶段的肩周炎患者,旨在缓解症状并预防进一步恶化,或者减轻疼痛和恢复肩关节功能。

(四) 运动疗法

1. 传统功法　传统功法讲求调身、调心、调息三调并重,在缓解疼痛、改善肩关节活动能力、调节不良情绪等方面具有独特优势,符合现代医学的生理 - 社会 - 心理治疗模式,如八段锦、五禽戏、太极拳等。

2. 现代康复运动疗法

(1)钟摆运动:站立位,弯腰,患肢自然下垂,用健侧手扶住患侧手腕,做前后、左右的摆动,如同钟摆一样,逐渐增大活动范围。

(2)爬墙运动:面对墙壁站立,双手沿墙壁缓慢向上爬动,尽量达到更高的高度,然后缓慢向下回到起始位置。

(3)外旋运动:双手握住一根木棍或毛巾,然后用一侧手臂带动另一侧手臂向外旋转,可锻炼肩关节的外旋功能。

(4)后伸运动:双手在背后握住一根木棍或毛巾,用一侧手向上提拉另一侧手,尽量使另一侧手向上抬高。

(5)拉伸运动:用一侧手握住另一侧手腕,将另一侧手臂向健侧拉伸,直到感到肩部有拉伸感,保持 15~30 秒。

五、转诊机制和转诊指征

(一) 肩周炎分级诊疗

不同医疗机构肩周炎分级诊疗分工及分级诊疗流程见图 2-1,各级医疗机构在肩周炎诊疗中的分工如下:

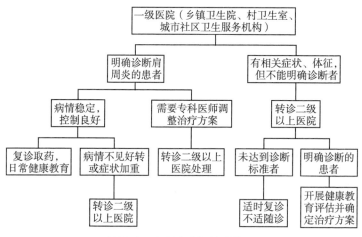

图 2-1　肩周炎分级诊疗流程

1. 一级医院　乡镇卫生院、村卫生室、社区卫生服务中心等基层医疗卫生机构,通过走访调查、询问病史、组织居民健康检查等多种方式开展肩周炎高危人群筛查,初步判断肩周炎患者的患病时间和病情程度,并建立居民健康档案;开展社区人群肩周炎及相关危险因素的健康教育,向患者普及肩周炎相关知识;针对病情较轻的肩周炎患者,可给予非甾体消炎止痛药,或热敷、电疗等物理治疗,同时指导患者进行适当功能锻炼;对于病情较重或治疗效果不佳的患者,应及时转往上级医院诊疗。

2. 二级医院　负责肩周炎临床初步诊断和治疗,根据

《冻结肩诊疗的多学科合作中国专家共识(2023版)》,初步诊断病情并制定个体化治疗方案,可采用针灸推拿及中药外治等中医特色治疗手段;对诊断不明及治疗效果不理想者可提供心理支持服务,增强治疗信心,同时转诊至三级医院诊治;建立肩周炎患者随访管理制度,对病情稳定者进行随诊。

3. 三级医院　负责肩周炎专业诊断与评估,根据需要完善相关影像及超声检查,明确病因,开展综合及规范化治疗;治疗方案可采用药物治疗、物理治疗及手术治疗等多种方式,同时为患者制定个性化康复锻炼及健康指导;治疗后病情稳定者可以转诊到一、二级医疗机构进行连续性治疗、随访及康复。

(二)基层医疗卫生机构转诊指征

基层医疗卫生机构应承担肩周炎的高危筛查、识别、初步诊断性治疗、功能康复及长期随访管理工作,基于患者的病情严重程度、基层医疗机构的诊疗能力以及上级医院的专业资源来确定,以下情况应及时转诊至上级医院:

1. 肩周炎初筛后,基层医疗卫生机构如无确诊条件,须转诊至上级医院明确诊断、制定治疗方案,然后转回基层医疗卫生机构进行长期规范随访治疗和功能康复,注重提高肩关节活动度,同时定期到上级医院复诊,评估患者治疗及康复效果。

2. 首次诊断肩周炎,但病因不明,或疑似肩袖损伤患者。

3. 严重肩周炎患者伴肩关节活动受限明显者。

4. 肩周炎合并肩袖损伤且无法治疗的患者。

5. 经规范治疗后,症状、体征无明显改善的肩周炎患者。

6. 基层医疗卫生机构因治疗药物、仪器、手术等条件限制需转诊处理者。

六、预防调护

(一)社区随访

肩周炎的社区随访是疾病管理的核心环节,通过分层分类实现精准干预。基层医疗机构需组建多学科团队,整合全科医生、专科医生、康复治疗师及患者家属力量,建立覆盖筛查、干预与康复的全周期管理模式。针对一般人群普及肩部健康知识,重点对高危人群强化肩部锻炼指导,避免过度劳损和外伤,落实防跌倒措施。对确诊患者定期评估疼痛程度、关节活动度及治疗依从性,结合个性化康复训练,规范药物治疗等治疗手段。对于存在功能障碍或并发症的患者,需联合物理治疗与心理支持,预防肌肉萎缩及心理健康风险。随访管理内容涵盖健康教育、生活方式调整、规范诊疗及家庭社区联动康复,通过动态监测与早期干预降低复发风险,提升肩关节功能恢复效率,最终实现患者生活质量改善和医疗资源的高效利用。

基层肩周炎管理的随访内容包括:

(1)症状与体征检查,询问患者肩部疼痛情况;

(2)评估患者肩关节的外展、内收、前屈、后伸等活动度;

(3)记录患者肩周炎的进展情况;

(4)评估患者接受治疗措施的有效性;

(5)日常功能锻炼情况;

(6)是否有长期服用非甾体消炎止痛药;

(7)是否出现劳累受凉情况;

(8)健康宣教及生活指导;

(9)是否伴发新诊断肩袖损伤、肩关节脱位、肩部骨折等影响肩周肌腱和韧带的疾病。

随访形式可采用电话随访、上门随访、微信或移动APP等移动终端随访。

(二) 健康教育

1. 防外伤教育 肩周炎防外伤教育至关重要,外伤是导致肩部肌肉和韧带损伤的主要因素,可增加肩周炎的发病率。患者需时刻警惕,避免肩部遭受外伤,如跌倒、撞击、骨折脱位等意外都可能导致肩周炎症状加重或复发。在日常生活中,进行各项活动时动作应轻柔缓慢,避免过度用力或进行突然的动作转换,以减少肩部受伤的风险。同时,日常体育锻炼时,应根据自身情况,选择强度适中、对肩部负担较小的运动,避免进行过于剧烈或高风险的活动,以免不慎受伤,影响肩周炎的康复进程。

2. 防寒凉教育 肩周炎的发病因素与关节受寒受凉密切相关,肩周炎患者需高度重视防寒凉措施。在日常生活中,应随时注意肩部保暖,避免冷风直吹和肩部长时间暴露于寒冷环境中。寒冷天气外出时,可佩戴围巾或披肩以保护肩部。使用空调时,要适当调整温度和风向,避免冷风直接吹向肩部。若肩部感到寒冷或疼痛,可采用热敷方法,使用热水袋或热毛巾敷于患处,以促进血液循环,缓解肌肉紧张。做好肩部防寒保暖工作,对于减少肩周炎发病至关重要。

3. 心理健康教育 肩周炎患者心理健康教育同样重要,面对疾病的困扰和疼痛,容易产生焦虑、抑郁等负面情绪,因此需要帮助患者积极调整心态,保持乐观向上的情绪。可以通过与家人、朋友交流,分享自己的感受和困惑,寻求他们的支持和理解。同时,参加一些轻松愉快的社交活动,有助于缓解心理压力。良好的心理状态有助于身体康复,应重视和关注肩周炎患者的心理异常,并给予必要的治疗。

4. 功能锻炼教育　肩周炎治疗的最终目的是缓解疼痛和恢复关节活动度,因此后期功能锻炼对恢复肩关节的活动度至关重要。患者需选择适合的锻炼方法,如手臂画圈、爬墙训练、钟摆运动、弯腰晃肩等,也可以采用中医传统功法,如太极拳、八段锦、易筋经、五禽戏等,以增强肩部肌肉力量,改善血液循环,缓解粘连,提高活动度。锻炼时应循序渐进,避免过度劳累,注意动作幅度和力度,以免造成损伤。若出现疼痛加剧等异常,应立即停止锻炼并就医。坚持锻炼,配合适当休息,有助于减轻疼痛,加速康复进程。

第三节　肱骨外上髁炎与肱骨内上髁炎

一、疾病定义

肱骨外上髁炎(external humeral epicondylitis)是肱骨外上髁部伸肌总肌腱起点附近的慢性损伤性炎症。主要因前臂伸肌长期反复牵拉引起,表现为肘关节外侧疼痛。多发于网球、羽毛球运动员,故俗称"网球肘"。

肱骨内上髁炎(internal humeral epicondylitis)是以肱骨内上髁疼痛和局部触压痛,内上髁处的屈肌总腱起点附近的慢性损伤性炎症。既往因多发生在高尔夫球手中,曾被称为"高尔夫球肘"。肱骨内上髁炎主要由腕、前臂的反复运动引起,隐匿起病,主要表现为逐渐加重的内侧肘关节疼痛,疼痛在活动后加重,通常经过治疗后预后较好。

二、分类

(一) 肱骨外上髁炎

1. **急性肱骨外上髁炎** 病程通常为发病后 6 周内。症状以剧烈的局部疼痛为主,尤其是在进行腕部伸展或者抓握动作时疼痛加剧。肘部外侧有压痛,肘部周围可能有轻微的肿胀。

2. **亚急性肱骨外上髁炎** 病程超过 6 周,但不足 6 个月。症状为疼痛可能已经有所缓解,但仍存在较为明显的局部不适,尤其是做某些动作时(如抓握物品或举重物)。

3. **慢性肱骨外上髁炎** 病程超过 6 个月。症状为疼痛逐渐变得持久,可能伴有持续的功能障碍(如无法正常提物或进行某些动作)。在肘部外侧可能触摸到结节,表现为肌腱的纤维化或损伤。

(二) 肱骨内上髁炎

1. **急性肱骨内上髁炎** 病程通常为发病后的 6 周内。症状为肘部内侧剧烈的疼痛,尤其是在用力做手腕屈曲动作时。患者在提物、握物或执行类似动作时感觉到明显的疼痛。

2. **亚急性肱骨内上髁炎** 病程超过 6 周,但不足 6 个月。症状为疼痛有所减轻,但患者仍可能在特定动作下(如握住球杆、提重物)感到不适或疼痛。

3. **慢性肱骨内上髁炎** 病程超过 6 个月。症状为持续疼痛,可能伴随功能障碍(如无法正常握力、做屈腕动作困难)。在肘部内侧可能触及硬结或结节,表明肌腱发生了纤维化或长期损伤。

三、诊断方式

(一) 肱骨外上髁炎

1. 高危因素

(1)不明原因出现肘关节疼痛的人群,常见于 30~50 岁。

(2)男女患病率无显著差异,但女性在工作相关肱骨外上髁炎中可能略高。

(3)需要长期用手臂进行挤压、扭转或握紧等动作的职业。

(4)参与网球、羽毛球等使用球拍的运动,尤其是技术不熟练或握拍方式不当的人群。

(5)血糖控制不佳(糖化血红蛋白>6.5%)。

(6)过度使用手臂进行活动,例如长时间使用电脑或手机。

(7)重度劳动工人。

(8)肘外侧肌腱起点处的肌力不足。

(9)肘关节周围软组织功能障碍。

2. 临床诊断

(1)临床表现及体征

1)临床表现

疼痛:主要为肘外侧肌腱起点处局部压痛,活动或使用手腕时疼痛加剧,尤其是在握拳和腕背伸动作时。

功能障碍:肘部活动受限,关节僵硬,握力下降,日常活动受到影响。

2)体征

肌力下降:桡侧腕伸肌和指伸肌肌力下降。

体格检查:抗阻力腕部背伸试验,在肘伸直和前臂旋前位进行腕背伸动作时,肘外侧出现疼痛,阳性率为

77%~100%。中指伸直测试,在肘伸直和前臂旋前位进行中指伸直动作时,肘外侧出现疼痛,阳性率为 77%~100%。伸肌握力测试,在腕背伸时,检查者按压腕伸肌,疼痛缓解,阳性率为 55%~60%。腕伸肌和腕伸肌肌腱压痛,在 25%~70% 的患者中观察到。疼痛、压痛和温度阈值降低,在一些患者可中观察到,但阳性率不明确。

其他体征:部分患者会出现关节肿胀、关节活动受限及关节弹响的体征。

(2)影像学检查

1)X 线片:很少用于诊断肱骨外上髁炎,因为其很少引起可诊断的畸形或钙化。但可能显示关节间隙狭窄、关节面变形等非特异性改变。

2)CT:CT 平扫很少用于诊断肱骨外上髁炎。CT 关节造影可以诊断滑膜皱襞,但因其侵入性和辐射暴露,并非首选检查。

3)MRI:T_2 加权 / 脂肪抑制 MRI 在肱骨外上髁肌腱起点处常见高信号病灶,但需要结合临床表现进行解读,因为类似改变也可见于对侧肘关节或健康志愿者。T_1 加权 MRI 可能显示肌腱增厚或变薄,或肌腱起点处高信号病灶。

4)超声检查:典型表现包括肌腱附着处肿胀、增厚、低回声区和钙化,可用于诊断肱骨外上髁炎。但具有较高的假阳性率,且结果受检查者经验、设备和病理阶段的影响。

5)电生理检查:肌电图可用于排除诊断尺管综合征或神经根病。

(二)肱骨内上髁炎

1. 高危因素

(1)职业因素

1)重复性手臂活动:需要反复屈腕、前臂旋前或握拳的职业,如高尔夫球手、网球运动员、棒球投手等。长时间使用工具的职业,如木工、厨师、园艺师等。

2)高强度劳动:需要长时间、高强度使用上肢的职业,如建筑工人、搬运工等。

3)不良工作姿势:长时间保持不自然的手臂姿势,如电脑操作员、流水线工人等。

(2)运动因素

1)特定运动项目:高尔夫、网球、棒球等需要反复挥拍或投掷的运动。举重、健身等需要高强度使用前臂和手腕的运动。

2)技术不当:运动技巧不正确,如高尔夫球挥杆姿势错误,导致过度用力或不当用力。

3)训练过度:频繁、高强度训练,缺乏足够的休息和恢复时间。

4)装备不适:使用不适合的体育装备,如球拍重量、握把大小不合适等。

2. 临床诊断

(1)临床表现及体征

1)临床表现

疼痛:部位主要位于肘内侧,特别是肱骨内上髁处,可为钝痛、刺痛或烧灼感。初期可能在活动后出现疼痛,随着病情进展,疼痛可能变为持续性。握拳、屈腕、前臂旋前等动作常加重疼痛。

活动受限:患者可能因疼痛而避免某些活动,如握持物体、拧毛巾等。严重时,日常活动如写字、使用电脑等也可能受到影响。

肌力下降:前臂屈肌群力量可能减弱,影响握力和屈腕能力。

僵硬感：肘部可能出现僵硬感，尤其在早晨或长时间静止后。

放射痛：疼痛有时可能放射至前臂内侧，甚至手腕和手指。

2）体征

压痛：肱骨内上髁处有明显压痛，这是最典型的体征。压痛可能沿前臂屈肌群分布。

肿胀：严重病例可能出现局部肿胀，但通常不明显。

肌肉紧张：前臂屈肌群可能呈现紧张状态，触诊时感觉肌肉硬结。

活动范围受限：肘关节活动范围可能受限，尤其是屈腕和前臂旋前动作。

抗阻力试验阳性：屈腕抗阻力试验，患者屈腕，检查者施加阻力，若肱骨内上髁处出现疼痛，则为阳性。前臂旋前抗阻力试验，患者前臂旋前，检查者施加阻力，若肱骨内上髁处出现疼痛，则为阳性。

神经检查：尽管肱骨内上髁炎主要影响肌腱，但应进行神经检查以排除神经病变，如尺神经受累。

肌肉萎缩：慢性病例可能出现前臂屈肌群萎缩。

关节稳定性检查：检查肘关节稳定性，排除关节松弛或脱位。

（2）体格检查：检查肘部是否有明显的压痛点，尤其是在内上髁或沿旋前圆肌与桡侧屈腕肌走行的区域。同时，观察肘部的外观和关节运动，检查是否有红肿、局部隆起或肿胀，并评估肘关节和前臂的活动范围。

1）屈腕抗阻力试验：患者坐位，屈肘 90°，手心向上。检查者一手固定前臂，另一手握住患者手掌，嘱患者屈腕。检查者施加阻力，若肱骨内上髁处出现疼痛，则为阳性。

2) 前臂旋前抗阻力试验：患者坐位，屈肘 90°，前臂中立位。检查者一手固定前臂，另一手握住患者手掌，嘱患者前臂旋前。检查者施加阻力，若肱骨内上髁处出现疼痛，则为阳性。

3) 米尔征：患者伸直肘关节，前臂旋前，腕关节屈曲。检查者轻轻按压肱骨内上髁，若出现疼痛，则为阳性。

4) 蒂内尔征：检查者用手指轻敲肱骨内上髁处，若出现放射痛或麻木感，提示可能伴有神经受累。

(3) 影像学检查

1) X 线检查：X 线片不能直接显示软组织如肌腱的损伤，但可排除其他可能导致肘部疼痛的骨骼病变，如骨折、骨关节炎等。在肱骨内上髁炎患者中，X 线片可能显示肱骨内上髁的骨质增生或钙化灶。

2) MRI 检查：可见肱骨内上髁附着处肌腱增厚，T_1 加权像呈等或稍低信号，T_2 加权像呈高信号；肌腱内可见撕裂或部分断裂；周围软组织可见水肿和炎症反应。

3) 超声检查：可见肱骨内上髁附着处肌腱增厚；肌腱回声减低或增强，提示肌腱变性或纤维化；肌腱内或周围可见血流信号增加，提示炎症反应。

四、治疗方法

(一) 基础措施

1. 调整生活方式　肘关节相对休息，停止过度使用，减少运动和持重物，非运动员应停止引起疼痛的活动。活动方式改变，如避免前臂旋前位的抓握动作，代之以旋后位提举动作，使用双手提重物。运动员要改变运动技术和器械。

2. 一般治疗　在急性疼痛的前一两日，可使用冰敷袋或冰枕进行冷疗,每次 5~20 分钟,1 日数次,以达到止血、消炎与消肿的目的;慢性或急性疼痛第三日起可进行热疗,如使用热敷包、远红外线灯、电热毯、泡热水等浅层热疗,或到医院接受短波治疗仪等深层热疗,每次 20~30 分钟,1 日数次,可增加血液循环,促进组织愈合。

(二)药物干预

1. 非甾体抗炎药 在肱骨外上髁炎和肱骨内上髁炎的众多治疗方法中,非甾体抗炎药是目前临床较常应用的药物之一。肌腱在过度使用后会产生炎症介质,而非甾体抗炎药则可以缓解疼痛和减轻炎症,通过抑制环氧化酶的作用,减少前列腺素的合成,进而减少疼痛和肿胀,常用外用药物如双氯芬酸二乙胺乳胶剂、氟比洛芬凝胶贴膏等,口服药物如洛索洛芬钠片、美洛昔康、布洛芬等。

2. 局部类固醇注射 类固醇注射常用于其他药物治疗无效时,尤其是对于那些症状较为严重、未能通过保守治疗得到控制的患者。但类固醇的长期疗效不佳,且复发率较高,目前不建议单独使用,联合理疗、针灸、运动训练更值得被推荐。

3. 富血小板血浆 富血小板血浆作为新型生物制剂,近年来已逐渐应用于肌腱和关节软骨的治疗。其长期疗效明显优于类固醇类药物,但由于富血小板血浆制备过程易受污染及价格昂贵等影响,目前仍不作为首选治疗方案。

(三)康复治疗

肱骨外上髁炎和肱骨内上髁炎是由于肘、腕部的频繁活动,肌肉的起点反复受到牵拉刺激,因此要尽量避免前臂的过度劳累、反复做抬腕动作和剧烈的体育活动。发生炎症后应注意前臂的休息,避免感受风寒潮湿。疼痛发作期应减少活动,必要时可做适当固定,选择三角巾悬吊或前臂石膏固定 3 周左右,待疼痛明显缓解后应及时解除固定并逐渐开始肘关节功能活动,但要避免使伸肌总腱受到明显牵拉的动作。

(四) 运动疗法

疼痛和肿胀减轻后,可以尝试进行温和的运动训练,以促进肌肉和肌腱的恢复。

1. 手腕伸展　将一只手平放在桌面上,掌心向下,手指自然分开。另一只手轻轻按压手掌背面,使手腕逐渐向后弯曲,直到感受到适度的拉伸感。也可以将一手掌心向上放在桌子上,然后用另一只手将手腕向后弯曲。

2. 手腕强化　用握力器或橡皮筋进行手腕的弯曲和伸展训练,以增强手腕肌肉的力量。

3. 前臂旋转　将手臂伸直,掌心朝上,然后用另一只手轻轻地将前臂向内旋转,保持几秒钟后放松。再将手臂伸直,手掌朝下,然后用另一只手将前臂向外旋转。以上训练应在无痛或轻微疼痛的情况下进行,每个动作重复10~15 次,每日进行 2~3 次。

4. 传统中医功法　如太极拳、五禽戏等,通过肢体的屈伸、旋转等动作,可以调节全身气血流通。对于肱骨外上髁炎和肱骨内上髁炎患者而言,能够促进肘部及前臂的血液循环,减轻炎症反应。

五、转诊机制和转诊指征

(一) 肱骨外上髁炎与肱骨内上髁炎分级诊疗

不同医疗机构肱骨外上髁炎与肱骨内上髁炎分级诊疗分工及分级诊疗流程见图 2-2,各级医疗机构在两病的诊疗中分工如下:

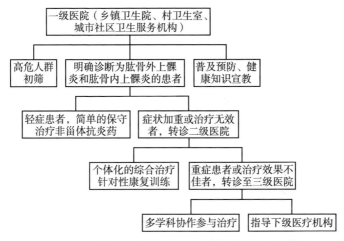

图 2-2　肱骨外上髁炎和肱骨内上髁炎分级诊疗流程图

1. 一级医院　乡镇卫生院、村卫生室、社区卫生服务机构等基层医疗卫生机构。开展肱骨外上髁炎和肱骨内上髁炎高危人群的初步筛查,通过居民健康档案记录患者病史和风险因素;面向社区人群普及健康教育,宣传预防知识,如避免前臂过度使用、采用正确的运动方式等;对疑似患者进行基础病史采集和体格检查(如握拳试验、抵抗伸腕试验),初步判断是否为肱骨外上髁炎和肱骨内上髁炎;提供简单的保守治疗,如局部冰敷、休息、佩戴护具,以及开具非甾体抗炎药(NSAIDs);对轻症患者进行随访和管理,观察治疗效果;症状加重或治疗无效的患者及时转诊至二级或三级医院。

2. 二级医院　县级医院、地区医疗中心、专科医院。借助影像学检查(如 X 线、超声)排除其他可能性病因(如骨折或神经卡压综合征);为确诊患者制定个体化的综合治疗方案,包括局部注射治疗(如糖皮质激素或透明质酸钠)和物理治疗(如超声波或低频电刺激);指导患者进行针对性的康复训练(如前臂肌肉拉伸和强化);对治疗效果进行动态评估,调整治疗策略;部分重症患者或治疗效果不佳者及时转诊至三级医院。

3. 三级医院   市级及以上综合性医院或骨科专科医院。负责重症或复杂病例的确诊,必要时进行 MRI 等高级影像检查;对长期顽固性疼痛患者,开展微创治疗(如体外冲击波治疗、富血小板血浆注射);对保守治疗无效且症状严重的患者,实施手术治疗,如肌腱清理术;多学科协作与综合治疗:联合康复科、疼痛科等多学科协作,为患者制订综合治疗和康复计划;开展相关临床研究,为疑难病例提供治疗依据。开展规范化诊疗。

(二)基层医疗卫生机构转诊指征

基层医疗卫生机构应承担肱骨外上髁炎与肱骨内上髁炎的筛查、识别、确诊后连续性治疗、功能康复及长期随访管理工作,如果病情复杂或超出社区诊疗能力,社区医生应当启动转诊流程并及时转诊。

以下情况应及时转诊至上级医院。

1. 症状持续不缓解   患者在接受基层医疗机构的常规治疗(如休息、冰敷、使用非甾体抗炎药、物理治疗等),经过 4~6 周后,疼痛、肿胀等症状没有改善,甚至有所加重。这可能意味着病情较为复杂,需要转诊至上级医院进一步检查是否存在其他病变或需要调整治疗方案。

2. 症状严重影响生活质量   当肱骨外上髁炎与肱骨内上髁炎导致患者无法进行日常基本活动,如不能正常握笔写字、拿筷子吃饭、拧毛巾、提较轻物品(如 1~2kg 的物体),或者疼痛剧烈而严重影响睡眠质量,夜间因肘部疼痛频繁醒来,基层医疗机构难以对这些情况提供更有效的治疗,需要转诊。

3. 疑似存在其他疾病 如果患者除了典型的肱骨外上髁炎、肱骨内上髁炎症状(如肱骨外、内上髁处疼痛,前臂伸肌、屈肌活动时疼痛加剧)外,还伴有其他异常表现,如肘部明显的红肿热痛(可能是感染性关节炎)、上肢麻木无力(可能是颈椎病压迫神经)、肘部出现肿块(可能是肿瘤等占位性病变),基层医疗设备和技术有限,难以准确判断,需要转诊进行详细检查。

4. 出现并发症倾向 观察到患者可能出现并发症的迹象,比如肘部活动范围逐渐减小,有发生肘关节僵硬的可能;或者患者因疼痛长期减少手臂活动,肌肉力量明显减弱,有肌肉萎缩迹象,基层医疗机构处理这类复杂情况存在困难,应及时转诊。

六、预防调护

(一) 社区随访

1. 随访目的 社区随访管理工作定期评估肱骨外上髁炎、肱骨内上髁炎患者的病情恢复情况,及时调整治疗与康复方案,同时通过健康教育提高患者对疾病的认知和自我管理能力,促进康复并预防复发。

2. 随访内容

(1)病情评估:①询问患者肘部疼痛部位、程度,疼痛发作频率,是否放射至其他部位等症状变化。②检查肘关节活动范围,包括屈伸、旋前旋后角度;评估腕伸肌、旋后肌、屈肘肌、旋前肌等相关肌肉力量;观察肘部有无红肿、压痛等体征变化。

(2)治疗依从性调查:①了解患者是否按医嘱按时服用非甾体抗炎药、肌肉松弛剂等药物,有无药物不良反应。②询问患者物理治疗的执行情况,如热敷、冷敷、超声波治疗、针灸、按摩、针刀、电刺激疗法的频率与时长。③查看患者康复训练记录,确认是否坚持进行手腕伸展、握拳伸展、旋前旋后练习等康复动作,训练强度与频率是否达标。

(二)健康教育

1. **疾病知识讲解**　向患者分别介绍肱骨外上髁炎和肱骨内上髁炎的病因,前者多因前臂伸肌反复用力牵拉导致肱骨外上髁处肌腱起点慢性损伤,后者多因前臂屈肌反复用力牵拉导致肱骨内上髁处肌腱起点慢性损伤。解释二者症状的产生机制,应使患者明白为何某些动作会引发疼痛、为何会活动受限,提高其对疾病的理解。

2. **康复训练指导**

(1)示范并指导正确的肱骨外上髁炎、肱骨内上髁炎康复训练动作,强调每个动作的要领、训练频率(如每日3~4组,每组10~15次)和注意事项,如训练时应循序渐进,避免过度疲劳和疼痛加重。

(2)制定个性化康复计划,根据患者病情和身体状况调整训练内容与强度,鼓励患者长期坚持以恢复肌肉力量和关节功能。

3. **生活方式调整建议**

(1)工作方面:提醒患者避免长时间重复性肘部动作,如长时间伏案工作、使用鼠标、长时间打字、搬举重物等,定时休息并适当活动肘部。

(2)日常生活:建议使用辅助工具,如提重物时使用小推车,拧毛巾时借助工具以减少肘部用力;保持正确姿势,如坐姿端正,避免弯腰驼背增加肘部负担。

4. **心理调适与预防复发教育**

(1)关注患者因疾病产生的心理压力,给予心理支持与疏导,鼓励其积极面对疾病,树立康复信心。

(2)告知患者预防复发的重要性,强调在症状缓解后仍需注意保护肘部,避免再次损伤;若出现疼痛复发迹象,应及时休息并采取相应措施,必要时就医。

5. 制定随访周期与记录

(1)制定随访周期:根据患者病情严重程度设定,初期可每1~2周随访一次,病情稳定后可延长至每月一次或每季度一次。

(2)随访记录:详细记录每次随访的病情评估结果、治疗依从性情况、健康教育内容及患者反馈,建立完整的随访档案,为后续治疗与康复提供参考依据。

第三章　创伤疾病

第一节　桡骨远端骨折

一、疾病定义

桡骨远端骨折（distal fracture of radius，DRF）是指距桡骨远端关节面 3cm 以内的骨折，是 65 岁以上老年人群最常见的骨折之一，约占所有骨折的 18%，是骨科急诊最常见的损伤之一。

二、分类

桡骨远端骨折临床上常按 AO/OTA 分型，根据桡骨远端骨折是否累及关节面分为 3 大类：关节外骨折（A 型）、部分关节内骨折（B 型）及完全关节内骨折（C 型）。A 型又可分为 3 类：A1，孤立的尺骨远端骨折；A2，桡骨远端关节外骨折，简单或嵌插；A3，骨折桡骨远端关节外粉碎性骨折。B 型又可分为 3 类：B1，桡骨远端部分关节内骨折，骨折线位于矢状面；B2，桡骨远端背侧缘部分关节内骨折，骨折线位于冠状面；B3，桡骨远端掌侧缘部分关节内骨折，骨折线位于冠状面。C 型又可分为 3 类：C1，桡骨远端简单的完全关节内骨折，干骺端简单骨折；C2，桡骨远端简单的完全关节内骨折，干骺端粉碎性骨折；C3，桡骨远端关节内粉碎性骨折，干骺端简单或粉碎性骨折。

桡骨远端骨折，也可根据所遭受暴力作用的方向、受伤时患者的体位和骨折移位方向的不同，分为伸直型（科利斯骨折）、屈曲型（史密斯骨折）、背侧缘骨折（巴顿骨折）和掌侧缘骨折（反巴顿骨折）4 种类型。

三、诊断方式

(一) 病史

跌倒时用手掌撑地的病史,或有腕关节掌屈着地等明确的外伤病史。

(二) 临床表现及体征

由于损伤机制和暴力程度不同,桡骨远端骨折移位、肢体肿胀和畸形的程度也不同,患者的临床表现存在差异。腕关节肿胀、压痛、活动受限、骨擦音或骨擦感是桡骨远端骨折的典型临床表现。伸直型骨折(科利斯骨折)可呈现典型的"餐叉手"和"枪刺手"畸形,其尺桡骨茎突在同一平面,前臂"直尺"试验呈阳性。而屈曲型骨折(史密斯骨折)的畸形表现与伸直型骨折正好相反。若掌侧移位骨折端压迫正中神经,可引起正中神经卡压征,表现为手掌桡侧三个半手指麻木等。桡骨远端骨折也可造成肌腱断裂,如拇长伸肌腱断裂。若为开放性骨折,可伴随皮肤软组织损伤,造成出血、骨折端外露,需急诊处理。

在体格检查过程中,应特别关注上肢及其他系统的损伤情况,先对患者进行全身诊断及评估,再进一步对损伤局部进行检查。腕部检查应按照视(肿胀、畸形和皮肤完整性)、触(桡动脉、尺动脉、神经感觉分布)、动(手指活动情况)、量(上肢长度)的顺序依次进行。此外,还应检查前臂和肘关节的损伤情况,患者可能合并腕舟骨骨折、加莱亚齐骨折等。体格检查中发现鼻烟窝存在压痛时,须警惕腕舟骨骨折的发生。如有可疑,在摄片时,应加摄舟骨位 X 线片或行 CT 检查。一旦漏诊,极易造成舟骨不愈合,导致腕关节功能恢复延迟。在体格检查和反复手法复位过程中,也应警惕骨折移位加重及继发性血管、神经损伤。

（三）影像学检查

常规腕关节正侧位 X 线片，以掌倾角、尺偏角和桡骨高度等参数评估骨折移位或成角程度，大部分可确诊。必要时行 CT 检查，以判断骨折是否涉及关节面。

四、治疗方法

（一）损伤评估

首先，详细询问病史，内容应包括受伤原因、时间和地点。老年女性多因低能量损伤（手伸直位跌倒）所致，而年轻人多因高能量损伤所致，可合并周围血管、神经、软组织损伤及全身其他部位多发伤，应进行全面的创伤评估。其次，评估患肢有无明显畸形，是否存在开放性骨折，患者远端肢体的血运状态，包括毛细血管充盈时间（正常<2s）以及桡动脉搏动情况。然后，仔细评估桡神经、正中神经和尺神经的感觉和运动功能，除腕关节外，在体检过程中还应常规检查肘关节，因为有些患者可能合并肘关节损伤，如桡骨头骨折和尺骨鹰嘴撕脱骨折等。

（二）治疗方法

保守治疗是闭合性桡骨远端骨折的首选方法。保守治疗指征：①无移位的关节外或关节内骨折；②闭合复位后仍保持稳定的移位型关节外骨折；③一些低需求患者的不稳定型骨折。

对于不稳定型桡骨远端骨折，如粉碎性骨折或关节内骨折，仅凭手法复位难以达到满意效果，建议选择手术治疗。手术治疗指征：①严重粉碎性骨折且移位明显，桡骨远端关节面破坏并移位，其他无法手法复位的骨折；②手法复位失败，或复位成功但外固定不能维持复位，比如桡骨缩短>3mm，背倾角>10°，掌侧不稳定，下尺桡关节不稳定,关节面台阶>2mm;③对于残余畸形和复位不良接受度差的患者;④开放性骨折;⑤合并重要血管神经损伤或严重软组织损伤。手术治疗可获得更好的上肢功能和影像学参数,早期缓解患者疼痛,增加腕关节活动度。如基层医院不具备相应手术条件,应建议患者转院治疗。一般建议关节外骨折在 1 周内进行手术,而关节内骨折在 3 日内进行手术。但在临床实施过程中应充分考虑患者意愿,具体的治疗方式选择需根据患者的骨折类型、年龄、功能需求及身体状况等因素综合考虑。

保守治疗以我国传统医学的闭合整复、石膏或夹板固定为主要方法,约 70% 的桡骨远端骨折可通过保守治疗获得较好的疗效。移位的关节外骨折及软组织受到威胁的任何不稳定型骨折均需行手法复位。对于需要手术的骨折,及时的复位和制动也有助于保护骨折周围软组织。手法整复、石膏或夹板固定是基层医疗卫生机构接诊桡骨远端骨折患者的重点。

1. **手法整复**　根据骨折类型,应用拔伸牵引、折顶复位和推挤复位等方式进行手法复位。整复及石膏固定过程中均应维持牵引,由两位医师轴向施力于骨折远、近端并相互对抗牵引,远端作用力可以通过术者双手拇指分别按压牵拉桡骨茎突及尺骨茎突直接实现,也可以通过牵拉手掌及手指间接实现,而助手通过固定前臂或肘部进行对抗牵引,以纠正桡骨短缩,并根据 X 线片施加合理的牵引力度。折顶,即术者拇指固定在远骨折端,加大断端成角,使两骨折面背侧边缘接触,然后将远骨折段折回,可以更加有效地解除折端嵌插,使骨折端对合,恢复解剖形态。推挤,即术者予以尺桡骨远端侧方挤压,以纠正下尺桡分离和桡骨增宽畸形。在复位后,常以石膏或小夹板外固定,维持骨折断端稳定性。桡骨远端骨折功能复位应满足以下标准：桡骨高度短缩<3mm,尺偏角丢失<5°,背倾角<10°,桡骨乙状切迹移位<2mm,关节面移位或间隙<2mm,腕关节无脱位。

2. 石膏固定　手法复位后,可以石膏托固定,稳定型桡骨远端骨折常用前臂背托或掌背托固定,若有必要,可改用前臂管型石膏或者超肘石膏进行固定。行手法复位石膏外固定时,腕关节应处于中立位或轻度背伸位。若伴有下尺桡关节损伤,可使用U形石膏或超肘石膏固定腕关节于旋后位。固定时应避免腕关节过度掌屈,掌屈位固定会增加腕管内的压力,导致预后功能不良。石膏固定范围为远端掌侧不超过掌横纹,背侧不超过掌骨头,不应限制各掌指关节活动;近端位于肘横纹下两横指以远,不应限制肘关节活动,屈肘时石膏边缘不应卡压肘部皮肤。石膏固定一般需持续4~6周,根据骨折愈合进展决定拆除石膏时间。

3. 小夹板固定　手法复位后,也可采用小夹板固定。选择合适的小夹板后,放置衬垫,按背侧、掌侧、桡侧、尺侧的顺序放置小夹板,由助手扶托稳固,以便用布带捆扎固定。捆扎布带的长短要适宜,先扎骨折端部位的一条(即中段),然后向两端等距离捆扎,松紧度以布带能横向上下移动各1cm为准。固定后要密切观察伤肢血运情况,特别在固定3~4日内更应注意观察肢端皮肤颜色、温度、感觉及肿胀程度的变化。如出现血运障碍,应紧急妥善处理,以免发生缺血坏死。同时,要注意询问骨骼突出处有无灼痛感,防止压迫性溃疡的发生。选择小夹板外固定应注意及时调整扎带松紧度,一般伤后4日内,肿胀达到高峰,应注意适当放松扎带。以后随着消肿,扎带松弛时应及时调整扎带的松紧度,保持1cm的正常移动度。患肢保持功能位,上肢固定后将肘关节屈曲 90°,用三角巾或绷带悬吊于胸前,卧位时自然伸臂并将前臂抬高与心脏成水平位;并保持中立位,严禁过度旋转。此外,还需定期进行 X 线检查,特别是固定 2 周内要经常检查,如有移位及时处理。每2~3 日调整一次小夹板松紧度,告知门诊患者小夹板固定后如果出现手部剧烈疼痛、麻木、颜色紫绀或苍白时需及时复查。术后 6 周左右按照骨折愈合情况解除小夹板固定。

手法复位外固定后 72 小时内应至门诊首次复诊,如果桡骨远端骨折复位丢失,很可能需要手术干预,考虑到2~3 周后手术固定难度将显著增加,建议在损伤后第 1、2周复查 X 线片。除此之外,应于治疗后第 4、6、12 周拍摄X 线片观察骨折位置变化及愈合情况。对于合并腕舟骨骨折的患者,若采取保守治疗,早期以保持桡骨远端良好位置为重点,4 周后以石膏管型固定,直至舟骨愈合。

桡骨远端骨折手术治疗的目的是恢复骨折端的解剖位置和关节面的平整性,并通过内固定或外固定装置维持骨折断端稳定性,促进骨折愈合和腕关节功能恢复。手术固定方式较多,包括经皮克氏针固定、外固定架固定和切开复位钢板内固定等。不同的固定方式各有优缺点,经皮克氏针创伤小、费用低、操作简单、易取出、对骨折断端血运破坏少,但存在针道感染、骨折再移位、肌腱损伤等风险,儿童患者应用较多。外固定支架的优缺点与克氏针类似,但使用外固定架时可根据患者恢复情况对腕关节固定角度进行调整,更大程度恢复腕关节功能,尤其适用于桡骨远端开放性骨折的治疗。钢板螺钉内固定作为主流的内固定方式,适用范围较广、疗效确切,其适应证包括各种不稳定的骨折、复杂的关节内骨折、保守治疗失败及骨折不愈合或畸形愈合。

（三）康复治疗

早期可以进行手指关节、手掌关节各个范围的活动,有利于腕关节部位的血液循环及消肿。在中期可以逐渐活动腕关节,避免长时间没有活动导致腕关节粘连。后期根据骨折愈合情况,除了单纯的锻炼腕关节活动之外,可以进行部分的负重功能康复锻炼,加大腕关节活动范围及前臂的旋转锻炼。

中医综合康复疗法,主要包括以下几个方面:①理筋手法。从肘关节开始,采用揉法、拨法放松前臂到腕部肌肉,骨折端周围的手法需柔和,避免再次拉伤,将弹拨的方式用在肌腱位置,将捻法用在手指关节的训练中,手法应刚柔并济。②关节松动手法。患者取坐位,医师左手握住其前臂下段骨折近端,右手握腕骨,双手对抗牵引,牵拉腕骨,力度从小到大进行,同时屈伸、旋转腕关节。③中药熏洗。多以活血化瘀通络、消肿止痛为治疗原则,可有效促进桡骨远端骨折局部肿痛消退。

五、转诊机制和转诊指征

（一）桡骨远端骨折分级诊疗

不同医疗机构桡骨远端骨折分级诊疗分工及流程见图 3-1,各级医疗机构在桡骨远端骨折诊疗中的分工如下:

1. 一级医院　乡镇卫生院、村卫生室、社区卫生服务机构等基层医疗卫生机构,若不具有影像学检查条件,应在询问病史并评估患肢肿胀、畸形、功能活动程度及末梢血运等病情后,对患者行石膏或小夹板初步固定后转至上级医院;若具有影像学检查条件,进行病情评估和初步诊断后,对符合非手术治疗指征的患者给予保守治疗,如不具备手术治疗条件,对有手术指征的患者在石膏或小夹板初步固定后及时转往上级医院诊疗。

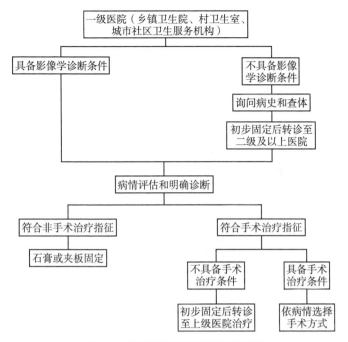

图 3-1　桡骨远端骨折分级诊疗流程

2. 二级医院　应结合影像学检查结果,对桡骨远端骨折明确诊断,依患者的骨折类型、身体状况、对功能活动的期望程度等定制个性化治疗方案,选择保守或手术治疗,如不具备手术治疗条件,对有手术指征的患者应在石膏或小夹板初步固定后及时转往上级医院诊疗。

3. 三级医院　负责一、二级医疗机构无法处理的桡骨远端骨折,根据需要完善相关检查,明确病因。开展综合及规范的治疗。

（二）基层医疗卫生机构转诊指征

接诊桡骨远端骨折患者时,逢以下情况应及时转诊至上级医院:

1. 无确诊条件、无手术条件治疗时。

2. 合并严重肝肾等脏器功能不全、肿瘤或严重心脑血管疾病等,基层医疗卫生机构处理困难。

3. 初次内固定失败需要翻修手术者。

六、预防调护

(一) 社区随访

基层桡骨远端骨折患者的随访内容包括:

1. **定期复查 X 线片**　手法复位外固定后 72 小时内应至门诊首次复诊,如果桡骨远端骨折复位丢失,很可能需要手术干预,考虑到 2~3 周后手术固定难度将显著增加,建议在损伤后第 1、2 周复查 X 线片。除此之外,应于治疗后第 4、6、12 周拍摄 X 线片观察骨折位置变化及愈合情况。

2. **对于手术治疗患者出院后的随访**　应重点观察切口周围是否出现红、肿、热、痛及脓性分泌物等;术后第 4、8 周拍摄 X 线片观察骨折位置变化及愈合情况。

3. 指导患者进行以完成日常生活为目的的功能锻炼。

随访形式可采用电话随访、上门随访、微信或移动APP 等移动终端随访。

(二) 健康教育

1. **心理健康教育**　骨折治疗周期长、康复慢,因此患者容易出现紧张、焦虑、恐惧、烦躁等不良情绪。首先要了解患者的心理需求和心理反应,对患者进行精神上的安慰、支持、劝解、疏导,改变其不良的心理状态,使患者主动地进行功能锻炼,增强患者康复的信心。

2. **骨折患者饮食建议**　根据不同病情、不同体质、不同年龄,制订饮食计划,有针对性地配餐,使营养科学合理。对于一般骨折患者,嘱其多食含钙食物及高营养、高蛋白的食品,如牛奶、肉类、蛋类、豆制品等;伴有内科疾病的患者应低盐、低脂、糖尿病饮食,伴有血管神经损伤的患者要忌辛辣饮食。

第二节　肱骨近端骨折

一、疾病定义

肱骨近端骨折(proximal humeral fracture,PHF)是指肱骨外科颈以远 1~2cm 至肱骨头关节面之间的骨折,包括肱骨头、大结节、小结节、肱骨外科颈等的骨折。是临床上常见的骨折类型,国外大多数文献认为其发生率在 4%~5%,是老年人常见的骨质疏松骨折之一。

二、分类

1. Neer 分型　根据骨折移位数目及部位,将肱骨近端划分为肱骨头、大结节、小结节和肱骨干四部分。骨折移位的诊断标准为骨折断端成角>45° 或骨折块分离>1cm。该分型包括以下几种类型。一部分骨折(Ⅰ型),只要不超过上述移位标准,即为一部分骨折。两部分骨折(Ⅱ型):当某一主要骨折块与另三个骨折块有明显移位时为两部分骨折。三部分骨折(Ⅲ型):两个骨折块彼此之间以及与另两骨折块之间均有移位。四部分骨折(Ⅳ型):肱骨近端四部分骨折块之间均有明显移位。

2. AO 分型　共分为 A、B、C 三型,A 型(单处骨折)和 B 型(两处骨折)为关节外骨折,C 型为累及肱骨头的骨折。A 型骨折,肱骨头血液循环正常,不发生肱骨头缺血坏死；B 型骨折，肱骨头的血液循环部分受到影响，有一定的肱骨头缺血坏死发生率；C 型骨折，肱骨头的血液循环常受损伤，易造成肱骨头缺血坏死。AO 分型更关注肱骨头的血液循环供应情况。

三、诊断方式

(一) 病史

多有明确外伤史。若是间接暴力损伤，多为手掌撑地或肩部着地后致伤；若为直接暴力伤，多有明确的受力部位。

(二) 临床表现和体征

骨折部位通常会出现明显疼痛，尤其是在活动或移动上肢时疼痛加剧。患者可能因疼痛而不敢活动肩部。受伤后局部组织受损，会出现肿胀，可伴有皮肤青紫或瘀斑。肩部活动受到明显限制，患者难以主动抬起、外展或旋转手臂。严重骨折时，可能出现肩部畸形，如肩部塌陷、缩短或成角畸形等，外观上可观察到肩部不对称。在骨折部位可触及明显压痛，按压时疼痛加剧。在骨折断端相互摩擦时，有时可感觉到骨擦音或骨擦感，但在临床检查中应谨慎操作，避免加重患者疼痛和损伤。

肱骨近端骨折可能合并腋神经损伤，导致三角肌区域感觉异常、麻木或肌肉无力。合并血管损伤较少见，但严重时可引起上肢血液循环障碍，表现为皮肤苍白、发凉、动脉搏动减弱或消失等，若不及时处理，可能导致上肢缺血坏死。

(三) 影像学检查

正位及穿胸位 X 线片，必要时加拍腋位片。三维 CT 和 MRI 在一定程度上可弥补 X 线片不足，对肱骨近端骨折的分型和软组织损伤情况的评估有较大帮助。

四、治疗方法

(一) 损伤评估

骨折移位程度评估：根据 Neer 分型或 AO 分型等方法，判断骨折块的移位情况，移位程度越严重，骨折的复杂性和治疗难度通常越大，预后也可能相对较差。

合并症评估：评估是否合并神经血管损伤、肩袖损伤、关节脱位等并发症，合并症的存在会增加治疗的复杂性和风险，影响患者的康复进程和预后。例如，合并腋神经损伤可能导致三角肌功能障碍，影响肩部外展功能；合并肩袖损伤，若未及时处理，可能导致肩关节不稳定和功能障碍。

判断患者是否符合保守治疗及初诊医院诊疗条件，必要时行初步诊治及紧急处理后转运上级医院诊治。

(二) 治疗方法

1. 非手术治疗　稳定型肱骨近端骨折首选非手术治疗，推荐符合以下 5 个标准：①肱骨头与肱骨干之间存在接触；②肱骨头未脱位；③肱骨头内翻或外翻成角小（头干角为 100°~160°）；④骨折移位<1cm；⑤无关节面损伤。

(1) 临时固定：三角巾颈腕悬吊，将前臂固定于胸前。

(2) 手法整复：手法整复骨折前应详细了解既往病史，做心电图、胸部 X 线片检查，测量血压，以确定患者能否承受手法整复治疗，必要时可肌内注射镇痛药 20 分钟后行手法复位。复位前应"手摸心会"，逆受伤时的机制，纠正各种移位。外展型骨折患者取仰卧位，一助手在患者头侧绕过腋下向上牵引，另一助手握住患者前臂沿肱骨纵轴方向牵引，以纠正骨折重叠，待重叠完全矫正后，术者双手握住骨折部，双拇指置于骨折近端外侧，其余各指环抱骨折远端内侧,采用牵拉、挤压、捺正手法。骨折块的复位宜遵循先大后小的原则,将骨折端复位,助手在牵引下将患者肘关节内收,整复完成。内收型骨折同样采用仰卧位,整复手法与外展型相反,术者一手置于骨折肘上内侧,由内向外按,助手同时将患肢外展,矫正向外成角畸形。

(3)夹板固定:长夹板三块,下达肘部,上端超过肩部,夹板上端有固定环,防止夹板向下滑脱,以便做超关节固定。短夹板一块,由腋窝下达肱骨内上髁以上,夹板的一端用棉花包裹,即成蘑菇头样大头垫夹板。在助手维持牵引下,将棉垫3~4个放于骨折部的周围,短夹板放在内侧。内收型骨折,大头垫应放在肱骨内上髁的上部;外展型骨折,大头垫应顶住腋窝部,并在成角突起处放一平垫,三块长夹板分别放在上臂前、后、外侧,用三条扎带将夹板捆紧,然后用长布带绕过对侧腋下用棉花垫好打结。内收型骨折固定患肩外展位,外展型骨折固定患肩内收位。固定时间为4~6周。

对移位明显的内收型骨折,除夹板固定外,尚可配合皮肤牵引3周,肩关节置于外展前屈位,其角度视移位程度而定。

(4)康复锻炼:初期先让患者握拳,屈伸肘、腕关节,3周后练习肩关节各方向活动,活动范围循序渐进。一般4周左右即可拆除外固定。后期可配合中药熏洗,以促进肩关节功能恢复。

2. 手术治疗　手术指征:①有移位的外科颈两部分骨折;②有移位的(>5mm)大结节骨折;③有移位的三部分骨折;④年轻患者的有移位的四部分骨折。

肱骨近端骨折手术治疗旨在恢复骨折端解剖结构与关节面平整,维持稳定性,促进愈合与肩关节功能恢复,其手术固定方式多样且各具特点。手术目的是恢复骨折端解剖位置与关节面平整,通过内、外固定维持骨折断端稳定以推动骨折愈合及肩关节功能恢复。在固定方式方面,切开复位内固定术包括锁定加压钢板固定,结合微创操作与微创经皮钢板接骨技术,适用于肱骨近端两部分骨折,但对于三、四部分骨折效果不确切,优点是固定稳定,利于早期功能锻炼,缺点是手术创伤较大,可能影响血供;髓内针固定符合微创原则,能减少对软组织的破坏,保留血供,且生物力学效应佳;克氏针固定微侵袭、损伤小,适用于儿童骨折,但单克氏针交叉固定稳定性不足,常需配合张力带钢丝,经皮穿针有风险,需有限开放操作,螺钉固定多用于一部分、二部分骨折且多数效果良好。另外,肩关节置换术分为半肩关节置换术,适用于多种复杂骨折,可重建大结节和恢复肩袖功能,虽肱骨头血供破坏严重,缺血性坏死率高,但早期行半肩关节置换术疗效满意,部分研究显示第一年内置换患者肩部疼痛少、功能较好,全肩关节置换术用于特定严重骨折情况,关节假体使用寿命长、缓解疼痛和远期效果好。

五、转诊机制和转诊指征

(一) 肱骨近端骨折分级诊疗

不同医疗机构肱骨近端骨折分级诊疗分工及流程见图 3-2,各级医疗机构在肱骨近端骨折诊疗中的分工如下:

1. 一级医院 乡镇卫生院、村卫生室、社区卫生服务机构等基层医疗卫生机构,若不具有影像学检查条件,应在询问病史以及评估患肢肿胀、畸形、功能活动程度及末梢血运等病情后,对患者行颈腕悬吊初步固定后转至上级医院;若具有影像学检查条件,进行病情评估和初步诊断后,对符合非手术治疗指征的患者给予保守治疗,如不具备

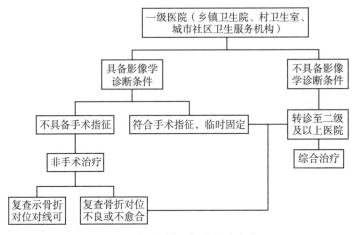

图 3-2　肱骨近端骨折分级诊疗流程

手术治疗条件,对有手术指征的患者应在颈腕悬吊初步固定后及时转往上级医院诊疗。

2. 二级医院　应结合影像学检查结果,对肱骨近端骨折明确诊断,依患者的骨折类型、身体状况、对功能活动的期望程度定制个性化治疗方案,选择保守或手术治疗,如不具备手术治疗条件,对有手术指征的患者应在颈腕悬吊初步固定后及时转往上级医院诊疗。

3. 三级医院　负责一、二级医疗机构无法处理的肱骨近端骨折,根据需要完善相关检查,明确病因。开展综合及规范的治疗。

(二) 基层医疗卫生机构转诊指征

接诊肱骨近端骨折患者时,凡遇到以下情况应及时转诊至上级医院:

1. 无确诊条件、无手术条件治疗时。

2. 合并严重并发症和(或)复杂基础疾病,基层医疗卫生机构处理困难。

3. 保守治疗复查显示对位对线欠佳,考虑行二次手术等进一步治疗。

六、预防调护

(一) 社区随访

基层肱骨近端骨折患者的随访内容包括:

1. 定期复查 X 线片 手法复位外固定后 72 小时内应至门诊首次复诊,如果肱骨近端骨折复位丢失,应及时调整夹板位置及松紧度,建议在损伤后第 1、2、4、6、8 周拍摄 X 线片观察骨折位置变化及愈合情况。

2. 对于手术治疗患者出院后的随访,应重点观察切口周围是否出现红、肿、热、痛及脓性分泌物等;术后第 4、8 周拍摄 X 线片观察骨折位置变化及愈合情况。

3. 指导患者进行以完成日常生活为目的的功能锻炼。

随访形式可采用电话随访、上门随访、微信或移动 APP 等移动终端随访。

(二) 健康教育

1. 心理健康教育 骨折治疗周期长、康复慢,因此患者容易出现紧张、焦虑、恐惧、烦躁等不良情绪。首先要了解患者的心理需求和心理反应,对患者进行精神上的安慰、支持、劝解、疏导,改变其不良的心理状态,使患者主动地进行功能锻炼,增强患者康复的信心。

2. 骨折患者饮食建议 根据不同病情、不同体质、不同年龄,制订饮食计划,有针对性地配餐,使营养科学合理。对于一般骨折患者,嘱其多食含钙食物及高营养、高蛋白的食品,如牛奶、肉类、蛋类、豆制品等,伴有内科疾病的患者应低盐、低脂、糖尿病饮食,伴有血管神经损伤的患者要忌辛辣饮食。

第三节　踝关节骨折

一、疾病定义

踝关节骨折是指胫骨、腓骨远端发生的骨折,绝大多数属关节内骨折,且常伴有距骨脱位。踝关节是下肢重要的负重关节,踝关节骨折是最常见的下肢骨折之一。

二、分类

(一) Lauge-Hansen 分型

将踝关节损伤按损伤机制分为四型:旋后-内收损伤、旋后-外旋损伤、旋前-外展损伤、旋前-外旋损伤。根据损伤程度又分为不同损伤分级。

1. 旋后-内收损伤　Ⅰ度,下胫腓联合水平以下的腓骨横形撕脱骨折或外侧副韧带断裂;Ⅱ度,内踝的垂直骨折。

2. 旋后-外旋损伤　Ⅰ度,下胫腓前韧带撕裂,伴或不伴该韧带附着部位(胫骨或腓骨端)的撕脱骨折;Ⅱ度,腓骨远端螺旋形骨折,骨折线自前下向后上走行;Ⅲ度,胫腓后韧带撕裂或后踝骨折;Ⅳ度,内踝横形撕脱骨折或三角韧带断裂。

3. 旋前-外展损伤　Ⅰ度,内踝横形骨折或三角韧带断裂;Ⅱ度,联合韧带撕裂或其附着点的撕脱骨折;Ⅲ度,腓骨远端、位于韧带联合平面或高于该平面的横形或短斜形骨折。

4. 旋前-外旋损伤　Ⅰ度,内踝的横形骨折或三角韧带的断裂；Ⅱ度,胫腓前韧带断裂伴或不伴有该韧带附着点的撕脱骨折；Ⅲ度,腓骨远端,位于韧带联合平面或高于该平面的短斜形骨折；Ⅳ度,胫腓后韧带断裂或胫骨后外侧撕脱骨折。

(二) 根据受伤姿势分型

踝关节骨折也可根据受伤姿势分为内翻、外翻、外旋、纵向挤压、侧方挤压等多种,其中以内翻损伤最多见,外翻损伤次之。

1. 内翻骨折　足部强力内翻时造成。如步行在崎岖道路上,足底内侧踏在凸处,使足突然内翻；或从高处跌下,足底外缘着地；或小腿远端内侧受暴力直接打击所致。

2. 外翻骨折　当足部极度外翻时,如小腿远端外侧受暴力打击；或从高处坠下,足外翻、足底内缘着地致外翻骨折。

3. 外旋骨折　当小腿不动,足强力外旋；或足部着地不动,小腿强力内旋时,可发生外旋骨折。如平地突然转动躯干时肢体运动不协调,或从高处跌(跳)下时,距骨体前外侧挤压外踝外旋、后移,通常下胫腓联合韧带强度超过外踝骨质,故发生一系列损伤。

4. 纵向挤压骨折　由高处跌下,足底着地；或踝关节骤然过度背伸或跖屈。骨折可为撕脱性、粉碎性、"T"形或"Y"形骨折。

5. 侧向挤压骨折　踝部被挤压于两重物之间,多造成双踝粉碎骨折,合并程度不同的软组织碾挫伤,骨折多移位不大。

三、诊断方式

(一) 病史

多有如上下楼梯、行走崎岖不平的道路扭伤摔倒,或从高处跌下等受伤史。

(二) 临床表现及体征

踝关节骨折后可见踝部疼痛、肿胀、瘀斑、功能障碍，可有翻转畸形，局部压痛，可触及骨擦音(感)及异常活动。内翻骨折时足多呈内翻畸形，外翻骨折时足多呈外翻畸形，踝关节横径增大，如距骨脱位时，则畸形更加明显，触诊时可扪及脱出的距骨。

(三) 影像学检查

踝关节的正侧位和踝穴位 X 线片通常可明确诊断。必要时可行 CT 检查，明确骨折块大小，以准确判明骨折位置关系及隐匿性骨折等情况。对怀疑有踝关节周围韧带和肌腱损伤的患者，可以采取 MRI 或 B 超检查。

四、治疗方法

(一) 损伤评估

详细询问受伤病史，检查踝关节疼痛、肿胀、瘀斑、功能情况，检查踝关节是否存在畸形、骨擦音、异常活动。

(二) 治疗方法

踝关节结构复杂，其关节面较髋、膝关节小，但承受的重量要大于髋、膝关节，且踝关节最接近地面，作用于踝关节的承重应力无法得到缓冲，因此对踝关节骨折的治疗较其他部位要求更高。踝关节骨折是关节内骨折，治疗时必须尽量使关节面解剖复位才能更好地恢复踝关节功能。

无移位骨折将踝关节固定在中立位 4~6 周。对于大多数有移位骨折，手法复位夹板或石膏固定可以获得满意疗效。

1. 手法整复　踝关节骨折复位手法的原则：按暴力作用相反的方向进行复位。一般先纠正重叠移位，再纠正旋转和侧方移位，最后纠正成角移位。三踝骨折时，可先整复内外踝骨折,再复位后踝骨折。

(1)纠正重叠移位:在腰麻或坐骨神经阻滞麻醉下,令患者平卧,略屈髋,屈膝90°,助手立于患者头侧、患肢外侧,用肘部环抱其腘窝,另一手抱住膝部向近端牵引,另一助手在患肢远端,一手握足跟,一手握前足,并使患足略跖屈,沿原骨折移位方向徐徐牵引,以纠正重叠移位。牵引力适度,防止加重韧带损伤。若有下胫腓关节分离者,可在内、外踝稍上方对向合挤。待重叠及后上移位的骨折远端牵下后,术者以拇指由骨折线分别向上、向下轻轻推挤内、外踝,使嵌入骨折端的韧带或骨膜解脱。

(2)纠正旋转、内外翻移位:通常内、外翻畸形均合并内、外旋转,手法整复时应先矫正旋转畸形,再纠正内、外翻畸形。内翻、内旋骨折者,牵引足部的助手将足徐徐外旋,并逐渐改变牵引方向,由内翻牵引逐渐改为外翻牵引;外翻、外旋骨折者,牵引足部的助手将足徐徐内旋,并逐渐改变牵引方向,由外翻牵引逐渐变为内翻牵引。同时,术者双手在踝关节上、下方对向挤压,促使骨折复位。

(3)纠正前后移位:后踝骨折合并距骨后脱位者,可用一手握胫骨下段前侧向后,另一手握前足向前提。并徐徐将踝关节背伸,使后关节囊紧张拉下后踝,并使后脱位的距骨复位。当踝关节背伸达到中立位时,分离移位的内踝大多随之复位。若前方仍有裂口,可用拇指由内踝的后下方向前上推挤,使骨折复位。

(4)三踝骨折:三踝骨折,若后踝骨折不超过关节面1/3者,可行手法复位。先整复内、外踝骨折并固定好两侧夹板,助手用力夹挤两侧夹板,术者一手握胫骨远端向后推,手握前足向前提,并徐徐背伸,使向后脱位的距骨复位。透视满意后,捆上踝关节活动夹板。如后踝骨折超过胫骨远端关节面 1/3,踝关节背伸时距骨失去支点,越背伸距骨越向后移位,后踝骨折块亦随距骨向后上移位。可行长袜套悬吊牵引,套上至大腿根部,远端超过足尖 20cm,近端用胶布粘好,远端用绳结扎并连接牵引绳,做悬吊滑动牵引。有内、外踝骨折时,在整复内、外踝骨折并用两侧夹板固定后,将膝关节置于屈曲位,用牵引布兜置腘窝处行悬吊牵引,利用肢体重量使后踝逐渐复位。

(5)踝关节手法复位标准:①完全恢复腓骨的长度且腓骨无旋转。正常情况下踝穴位片胫骨远端关节面软骨下骨与外踝的软骨下骨相连接,若出现台阶则说明腓骨短缩。外踝解剖复位后腓骨远端内侧与距骨外侧缘形成"圆币征"。同时,根据腓骨骨折线远近端骨皮质的厚度来判断有无腓骨的旋转。②完全恢复内踝间隙(距骨与内踝间隙)。正常应与胫距关节外侧间隙相等,内踝骨折断端移位应<2mm。③恢复下胫腓联合体完整性。正位片胫腓骨重叠部分应>6mm。④后踝骨折,胫骨下关节面后方台阶应<2mm。

2. 外固定　踝关节骨折手法复位后,常可采用小夹板固定。先在内外踝的上方各放一塔形垫,下方各放一梯形垫,用 5 块小夹板进行固定。其中,内、外、后板上自小腿上1/3,下平足跟,前内侧及前外侧夹板较窄,其长度上起胫骨结节,下至踝关节上。夹板必须塑形,使内翻骨折固定在外翻位,外翻骨折固定在内翻位。最后可加用踝关节活动夹板,将踝关节固定于 90° 位置 4~6 周。也可采用石膏固定,常使用小腿 U 形石膏或后托石膏。

3. 手术治疗　对于以下情况应考虑行手术治疗:①不稳定的踝关节骨折;②闭合复位失败,即复位后位置不能接受的骨折;③垂直压缩的骨折,关节面不平整,闭合复位又达不到满意位置；④骨折端有软组织的嵌入，或合并下胫腓联合分离，或后踝骨折超过 1/3 关节面。综合考虑骨折块大小、移位程度和对踝关节稳定性的影响，决定切开复位内固定治疗方式。

（三）康复治疗

踝关节骨折患者应尽早开始康复锻炼，康复锻炼可有效改善回流、降低或消除肿胀、预防肌肉萎缩、防止关节僵硬、加速骨折愈合，还可促进软骨细胞和关节液的新陈代谢，利于软组织修复，降低并发症发生率。对固定稳定的患者，建议尽早进行以下训练措施：①抬高患肢，消肿；②全范围背伸跖屈足趾，促进远端血液循环，促进消肿；③无痛或微痛范围下，缓慢轻柔地练习踝关节主、被动屈伸活动度（早期暂不做内外翻活动），防止关节粘连。

五、转诊机制和转诊指征

（一）踝关节骨折分级诊疗

不同医疗机构踝关节骨折分级诊疗分工及流程见图 3-3，各级医疗机构在踝关节骨折诊疗中的分工如下：

1. 一级医院　乡镇卫生院、村卫生室、社区卫生服务机构等基层医疗卫生机构，若不具备影像学检查条件，应在询问病史、查体后，对患者行石膏或小夹板初步固定后转至上级医院；若具有影像学检查条件，进行病情评估并明确诊断后，对符合非手术治疗指征的患者给予保守治疗，如不具备手术治疗条件，对有手术指征的患者应在初步固定后及时转往上级医院诊疗。

2. 二级医院　依据外伤史、症状、体征及影像学检查，对踝关节骨折明确诊断，综合考虑患者的骨折类型、身体状况、对功能活动的期望程度定制个性化治疗方案，选择保守

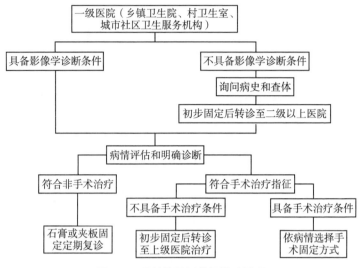

图 3-3　踝关节骨折分级诊疗流程

或手术治疗,如不具备手术治疗条件,对有手术指征的患者应在石膏或小夹板初步固定后及时转往上级医院诊疗。

3. 三级医院　负责一、二级医疗机构无法处理的踝关节骨折,根据需要完善相关检查。开展综合及规范的治疗。

(二) 基层医疗卫生机构转诊指征

以下情况应及时转诊至上级医院:

1. 无确诊条件、无手术条件治疗时。

2. 合并严重肝肾等脏器功能不全、肿瘤或严重心脑血管疾病等,基层医疗卫生机构处理困难时。

六、预防调护

(一) 社区随访

基层踝关节骨折患者的随访内容包括:

1. 定期复查 X 线片。外固定后 72 小时内应至门诊首次复诊,建议在损伤后第 1、2、4、6、8 周拍摄 X 线片,以观察骨折位置变化及愈合情况。

2. 对手术治疗患者出院后的随访,应重点观察切口周围是否出现红、肿、热、痛及脓性分泌物等情况;术后第 4、8 周拍摄 X 线片观察骨折位置变化及愈合情况。

3. 指导患者进行以完成日常生活为目的的功能锻炼。

随访形式可采用电话随访、上门随访、微信或移动 APP 等移动终端随访。

(二) 健康教育

1. 心理健康教育　骨折治疗周期长,康复慢,因此患者容易出现紧张、焦虑、恐惧、烦躁等不良情绪。首先要了解患者的心理需求和心理反应,对患者进行精神上的安慰、支持、劝解、疏导,改变其不良的心理状态,使患者主动地进行功能锻炼,增强患者康复的信心。

2. 骨折患者饮食建议　根据不同病情、不同体质、不同年龄,制订饮食计划,有针对性地配餐,使营养科学合理。对于一般骨折患者,嘱其多食含钙食物及高营养、高蛋白的食品,如牛奶、肉类、蛋类、豆制品等,伴有内科疾病的患者应低盐、低脂、糖尿病饮食,伴有血管神经损伤的患者要忌辛辣饮食。

第四节　老年髋部骨折

一、疾病定义

老年髋部骨折包含股骨颈骨折、股骨粗隆间骨折、股骨粗隆下骨折,是老年人的常见创伤,通常发生在患有骨质疏松的老年人群中,跌倒是其最主要的原因。髋部骨折对老年人的健康影响巨大,具有致残率高、死亡率高的特点。约有 35% 的髋部骨折幸存者无法恢复独立行走,25% 的患者需长期家庭护理,骨折后 6 个月死亡率 10%~20%,1 年死亡率高达 20%~30%,且治疗费用高昂,是一个重要的公共卫生问题。

二、分类

(一) 股骨颈骨折

股骨颈骨折指发生于股骨头下至股骨颈基底部之间的骨折。

1. 按骨折部位分型　Ⅰ型:股骨颈头下型骨折,此型易发生骨折不愈合和股骨头缺血性坏死。Ⅱ型:股骨颈经颈型骨折,此型若伴随移位易发生骨折不愈合和股骨头缺血性坏死。Ⅲ型:股骨颈基底型骨折。

2. Garden 分型　Ⅰ型:不完全或嵌插型骨折。Ⅱ型:完全骨折,前方及侧方均无移位。Ⅲ型:完全性骨折伴有部分移位,股骨头与髋臼的骨小梁走行方向不一致。Ⅳ型:完全移位骨折,股骨头与髋臼的骨小梁走行方向平行。

(二) 粗隆间骨折

股骨粗隆间骨折,又称为股骨转子间骨折,指骨折发生于股骨颈基底以下至小转子下缘水平线以上部位的骨折,通常由低能量损伤所致。该骨折常用 Evans 分型。Ⅰ型:顺粗隆间骨折,骨折线从小粗隆向上外延伸,无移位,骨折两端相互嵌插,相对稳定。Ⅱ型:为Ⅰ型骨折发生移位,不过两骨折块仍有接触,内侧骨皮质有支撑,骨折仍有一定稳定性。Ⅲ型:骨折有移位,并且小粗隆或股骨矩(股骨近端后内侧皮质厚的部分)出现骨折,失去了内侧的支撑,稳定性降低。Ⅳ型:骨折块呈粉碎性,有较多骨折碎片,骨折的稳定性明显变差。Ⅴ型:反斜形骨折,骨折线从大粗隆下方向内上至小粗隆上方,是很不稳定的类型。

(三) 粗隆下骨折

粗隆下骨折指的是发生在股骨小粗隆及其远端 5cm 内区域的骨折。该骨折通常采用 Seinsheimer 分类,该分类根据骨折块数目、骨折线部位和形状将骨折分为五型。Ⅰ型:骨折无移位,或移位小于 2mm。Ⅱ型:骨折移位为两个骨折块,分为以下三个亚型。Ⅱa 型,横行两骨折块;Ⅱb 型,螺旋形两骨折块,小转子与近骨折端相连;Ⅱc 型,螺旋形两骨折块,小转子与远骨折端相连。Ⅲ型:三骨折块,分为以下三个亚型。Ⅲa 型,螺旋形骨折,小粗隆为第三块骨折块;Ⅲb 型,螺旋形骨折,外侧蝶形骨片为第三块骨折块。Ⅳ型:粉碎性骨折,骨折块 4 块或以上。Ⅴ型:粗隆下骨折伴有粗隆间骨折。

三、诊断方式

1. **病史**　多数患者有明确外伤史,通常为低能量损伤导致,如跌倒。少数患者不伴有明确外伤史,如卧床翻身后出现疼痛、功能障碍等临床表现。

2. **临床表现及体征**　外伤后诉髋部疼痛明显,不敢站立及行走,可伴有肿胀及皮下瘀斑。需要注意的是,部分不完全骨折和稳定骨折患者,仅有髋部轻度疼痛和不适,仍可行走或骑自行车,容易漏诊。少数股骨颈骨折患者表现为大腿前内侧向膝关节的放射痛,易误诊为膝部损伤。

老年髋部骨折查体可见患肢外旋及短缩畸形、患肢纵向叩击痛,可伴有大粗隆上移。股骨颈骨折患者表现为腹股沟中点压痛、大粗隆叩击痛,股骨粗隆间、粗隆下骨折患者表现为大粗隆压痛、叩击痛。

3.**影像学检查**　X线片是老年髋部骨折的首选影像学检查。CT扫描可以提供更多的骨折信息,但是不应把CT扫描作为首选检查而不拍摄X线片。对于外伤史明确、伤后髋部疼痛的患者,X线片阴性不能完全排除髋部骨折,CT扫描阴性也不能完全排除髋部骨折,对有条件的医疗机构推荐可增加磁共振成像检查。接诊医师应了解不同检查方法的准确性,根据所在医疗机构的情况选择恰当的进一步检查方式,避免漏诊。

四、治疗方法

(一) 损伤评估

1.**现场急救评估**　首先快速评估患者生命体征,包括呼吸、心率、血压、意识状态等,确保气道通畅。同时简单查看受伤肢体情况,如有无明显出血、肢体变形等。

2.**急诊评估**　详细询问患者受伤经过,包括受伤时间、地点、姿势等。了解患者既往病史,如是否有心脏病、糖尿病、高血压、脑血管疾病等慢性疾病,以及日常用药情况、过敏史等。

3.**骨折情况评估**　根据X线片、CT扫描等确定骨折具体类型,判断其是否稳定,为后续转运及手术方案的制定提供依据。对于股骨颈骨折,Garden Ⅰ型、Ⅱ型属于稳定型骨折;Garden Ⅲ型、Ⅳ型属于不稳定型骨折。对于股骨粗隆间骨折,Evans Ⅰ型骨折属于稳定型骨折,Evans Ⅱ型根据其骨折端移位程度及两骨折端成角判断是否相对稳定,Evans Ⅲ型~Ⅴ型属于不稳定型骨折。对于粗隆下骨折,Seinsheimer Ⅰ型属于稳定型骨折。

4.**转运**　在转运患者到医院过程中,要持续监测生命体征,注意患者疼痛情况,必要时转运过程中及时应用镇痛药物,可适当固定受伤肢体,如用布带将患肢与健肢一同捆绑固定,防止患肢外展及内外旋,以减轻疼痛和防止进一步损伤。

(二) 治疗原则

老年髋部骨折患者有较高的死亡率和致残率,保守治疗死亡率和致残率更高,因此手术治疗应作为绝大多数患者的首选。手术风险的大小与患者的身体情况及治疗团队的经验均密切相关。即使对伤前已经无法行走的患者,手术治疗在缓解疼痛和预防卧床并发症方面也存在巨大的优势。对手术风险极大,或者预期存活时间很短的终末期患者,也应考虑手术治疗在临终关怀中的重要作用,尤其是在缓解疼痛及便于护理方面。在术前评估中如存在严重合并症,应综合考虑风险收益比,并将此与患者和家属充分沟通,医患共同决定选择手术治疗还是保守治疗。老年髋部骨折属于限期手术,应尽快实施。推荐医疗机构整合资源,积极创造条件,力争入院 48 小时内完成手术。

(三) 术前准备

1. 术前评估　进行术前评估时,病史采集和体格检查非常重要,有条件时推荐进行更为全面的老年综合评估,通过这些评估可以判断患者的身体状况、功能状况、认知状况等,预测患者对手术的耐受能力和预后。术前常规辅助检查包括:血尿常规、生化功能、凝血功能、传染病筛查、X 线胸片、心电图。不推荐用大量的辅助检查代替对患者的临床评估。有些辅助检查不能给患者的治疗和预后带来帮助,反而会耽误手术时机,因此应减少不必要的辅助检查。根据患者的情况有选择地进行心脏超声检查,比如临床怀疑心力衰竭、主动脉狭窄等情况时。如果医疗机构有条件快速完成检查,可以考虑把心脏超声作为术前的常规检查。如果医疗机构能够进行全面的临床病史采集、体格检查和心电图检查,可以依据这些评估结果决定是否需要心脏超声检查或其他可能需要的辅助检查项目。

2. 术前治疗 对老年髋部骨折患者的合并症进行评估和优化。有些合并症是长期存在的,已经无法纠正的;有些是新近出现,但无法在短期内改善的。对这两类情况推荐优先手术。有些情况是对手术有明显影响,而且可以尽快调整优化的,具体包括:严重贫血,Hb<80g/L;严重的水电解质紊乱;可纠正的出凝血异常;可纠正的心律失常;可纠正的心力衰竭;糖尿病急性并发症;肺部感染导致脓毒血症。对这些情况要尽快治疗,待病情改善后积极手术。

3. 牵引治疗 治疗老年髋部骨折,术前牵引对于镇痛及骨折复位没有明确益处,尤其是在住院48小时内尽快手术的情况下。因此,术前不需要常规进行牵引治疗,包括皮牵引和骨牵引。对于保守治疗患者,预期术前等待时间长的患者,可以有选择地考虑进行牵引治疗。

4. 伤前服用抗血栓药物的处理 对骨折前服用抗血栓药物的患者,要综合评估手术及麻醉的出血风险,以及停药后的血栓及栓塞风险,以制定处理方案。对术前使用华法林的患者,需要停药并监测国际标准化比值(INR)恢复到正常,必要时应用维生素K拮抗,缩短等待时间。停药过程中推荐低分子肝素桥接。接受单抗血小板治疗(例如阿司匹林、氯吡格雷等)的患者,可以不推迟老年髋部骨折的手术。对手术中出血多的患者,推荐输注血小板。对于接受双重抗血小板治疗的患者,应当与相关科室协商能否停药,对于无法停药的患者,也可以在积极准备的情况下手术。对术前使用新型口服抗凝药(如利伐沙班、阿哌沙班、达比加群等)的患者,推荐停用抗凝药,根据手术出血风险及肾功能决定术前停药时间。肌酐清除率>60ml/min 患者,推荐术前停用 24 小时;肌酐清除率<60ml/min 患者,推荐术前停用 48 小时。

(四)手术治疗

1. **抗菌药物的应用** 老年髋部骨折手术应使用抗菌药物预防术后手术部位感染或全身感染。在术前 30 分钟静脉用药,使手术切口暴露时局部组织中已达到足够的药物浓度。如果手术超过 3 小时,或失血量大(>1 500ml),推荐手术中给予第 2 剂。抗菌药物的有效覆盖时间应包括整个手术过程和手术结束后 4 小时,总的预防用药时间一般不超过 24 小时,个别情况可延长至 48 小时。

2. **手术方案** 对稳定型股骨颈骨折,首选内固定术。对稳定型股骨颈骨折进行内固定手术创伤和风险小,可以早期负重活动;内固定术后骨折愈合率高,发生移位、骨折不愈合和股骨头坏死的概率低。对内固定术失败风险高的患者,包括严重骨质疏松、骨折嵌插位置差、骨折稳定性差,在与患者及家属充分沟通基础上,可以选择关节置换术。对移位的不稳定型老年股骨颈骨折,首选关节置换术,对伤前活动能力好,相对年轻的患者,在与患者及家属充分沟通后,可以进行骨折复位内固定术。对股骨转子部骨折,复位内固定是首选,目前多数采取透视下微创手术,术后可以早期负重,骨折愈合率高。关节置换的适应证有限,包括肿瘤导致的病理性骨折、伤前已存在严重髋关节炎、极其严重骨质疏松(如肾性骨病)、内固定失败后的挽救性措施等。股骨转子部骨折的稳定固定是允许患者术后早期康复和负重的基础,而优良的骨折复位是达到稳定固定的前提。当闭合复位不能达到满意复位时,推荐进行经皮撬拨复位或有限切开复位。对稳定型股骨转子间骨折,使用髓内或髓外固定在功能结果方面没有差异。对不稳定型股骨转子间骨折、反转子间及转子下骨折,髓内固定有生物力学的优势,推荐髓内固定作为首选。

(五)围手术期问题及管理

1. 围手术期镇痛　老年髋部骨折多伴有重度疼痛,患者就诊后应尽早进行疼痛评估并积极开展疼痛治疗。推荐采用神经阻滞为主的多模式镇痛方案,有利于患者术后早期进行功能锻炼,同时减少阿片类药物用量和镇痛药物相关不良反应。

2. 吸氧治疗　老年患者常并发慢性肺部疾病,骨折卧床会进一步影响肺功能,导致肺部感染发生率明显升高。所有患者入院时及住院全程均常规定期监测指尖血氧饱和度,发现低氧血症时应吸氧并持续监测。

3. 输血　贫血在老年髋部骨折患者中十分常见,尤其是股骨转子间骨折患者。在患者骨折后及手术后要定期监测血红蛋白水平,老年髋部骨折术后无贫血症状患者输血指征为血红蛋白<80g/L。存在心源性胸痛、充血性心力衰竭、无法解释的心动过速、低血压且在输液治疗后不见好转的患者,可适当放宽输血指征。

4. 静脉血栓栓塞(venous thromboembolism,VTE)预防　由于高龄、骨折创伤、卧床及制动等因素的影响,老年髋部骨折患者是 VTE 的高危人群。VTE 的发生率随着骨折后卧床时间的延长而增加,尽早手术和早期功能锻炼,有助于降低 VTE 的发生率。VTE 管理最有效的方法是积极预防,推荐物理预防与药物预防联合使用。低分子肝素是首选的药物预防措施,推荐在入院即开始使用,术前 12 小时停用,术后 12 小时恢复使用。对无法进行药物注射的患者,推荐选用利伐沙班、阿哌沙班等新型口服抗凝药。

5. 预防便秘　便秘在老年髋部骨折患者中常见,阿片类药物的使用、脱水、饮食中纤维减少和缺乏活动等都会导致便秘,推荐采取增加液体摄入量、增加活动、增加饮食中的纤维、应用泻药或中药(如大承气汤加减)等措施进行预防。

6. 预防压疮　老年髋部骨折患者由于疼痛、卧床活动减少、皮肤弹性降低、感觉减退等原因,是压疮高发人群。急诊、住院和康复过程中,应持续进行压疮风险的评估,包括临床判断和压疮风险量表分级。对足跟、骶尾部等压疮的高危部位,推荐用软垫进行保护。对压疮的高危患者,推荐选用可调节压力的充气床垫或类似能降低接触压力的床垫。

7. 谵妄的预防及治疗　老年髋部骨折患者围手术期认知功能紊乱是常见并发症,谵妄可延长患者卧床时间、增加患者死亡率、严重威胁患者康复。对存在认知功能下降、感知功能障碍、社会行为改变的患者,要进行相应认知功能评估以确定是否存在谵妄。对已存在谵妄的患者,要进行相应的对症治疗,并寻找和处理可能的潜在致病因素,如低氧、水电解质紊乱、疼痛、便秘、感染、营养不良等。

8. 营养支持　营养不良会增加老年髋部骨折患者死亡率和并发症发生率。髋部骨折后分解代谢增加,饮食摄入量减少,营养状况进一步恶化,导致患者出现体重减轻、肌肉萎缩、骨量下降等一系列问题,对骨折术后康复产生不利影响。推荐多学科治疗团队通过营养筛查工具,在住院早期及住院期间规律评估营养状况,监测患者的食物摄入量,并对存在营养不良及营养风险的患者采取规范、合理有效的营养支持治疗,在康复过程中应考虑补充含有矿物质和维生素的高能量蛋白质制剂,以改善患者的预后。

(六)康复锻炼

老年髋部骨折致残率高,及时有效的康复锻炼可以最大限度恢复和维持患者的功能,术后康复应由骨科医师、内科或老年科医师、康复科医师等组成的多学科团队共同参与。评估内容包括:骨折前、后日常活动能力,身体情况,精神状况,家庭和社会支持情况。术后尽早开始坐起和下床活动,如果患者的全身状况允许,应在术后24~48小时内在康复医师或康复治疗师指导下开始康复。在心肺功能和全身状况允许的情况下,可以让患者术后进行站立负重和负重行走训练,除非担心髋部骨折固定的质量(例如骨质差或骨折粉碎)。术后康复包括个体化的作业治疗(从床上起来、使用助行器上厕所、穿衣等训练)和物理治疗(关节活动度训练、肌力训练、平衡训练,以及从坐位至站立位、转移、行走、上下楼梯等功能性训练)。出院后进行强化物理治疗可以改善患者的功能状况。

(七)再骨折的预防

低能量损伤造成的老年髋部骨折,即可诊断骨质疏松症,围手术期完善骨密度检查有助于评估骨质疏松严重程度,并应进行原发性和继发性骨质疏松症的鉴别诊断。由相关专业的医师进行长期抗骨质疏松治疗,以降低再发骨折风险,具体治疗详见本书"骨质疏松症"章节。低能量损伤造成的老年髋部骨折,应进行跌倒相关危险因素的评估及干预。

五、转诊机制和转诊指征

(一)老年髋部骨折分级诊疗

1. 一级医院　患者因髋部骨折首次就诊时,一级医院应进行基本生命体征评估,包括测量血压、心率、呼吸频率等。对患者进行初步的病史采集,了解受伤机制、既往病史(如高血压、糖尿病、心脏病等)、药物过敏史等。若一级医院具备基本的 X 线检查设备,可进行髋部 X 线检查以确诊骨折。初步检查后对患者进行临时固定,如使用布带将患肢与健肢一同捆扎,以减轻疼痛和防止进一步损伤。若患者生命体征稳定,可初步予以止痛、输液等处理,尽快转诊二级医院;若患者生命体征不稳定,进行初步的急救处理,如止血、吸氧等,并呼叫急救转运系统向上级医院转运。

2. 二级医院 若患者生命体征不稳定,立即抢救。生命体征稳定的患者转诊至二级医院后,如医疗机构具备手术条件,应进行全面的体格检查,包括详细的神经系统检查、患肢的血运检查等;进行进一步的影像学检查,如 CT 扫描(评估骨折类型和移位情况)、MRI(排查隐匿性骨折或软组织损伤)等;组织多学科会诊,包括骨科、内科(如心血管内科、内分泌科等)、麻醉科等,对患者的手术耐受性进行评估,并根据多学科会诊结果,确定患者是否具备手术条件。如果患者具备手术条件,应完善术前检查,包括血常规、凝血功能、肝肾功能、心电图、心脏彩超等,调整患者的内科疾病,如控制血压、血糖等。同时尽快制定手术方案,选择合适的手术时机和手术方式。

3. 三级医院 患者转诊至三级医院后,应由相关专家团队再次对患者进行全面评估,包括重新评估患者的内科疾病情况、骨折情况等。根据评估结果,及时制定内科管理方案及手术方案,尽快进行手术治疗,术后可以根据患者具体情况,决定是否进入重症监护病房进行密切观察。并由多学科团队继续对患者进行综合管理,包括预防感染、深静脉血栓形成等并发症,调整内科用药,指导康复训练等。术后应为患者制定详细的康复计划,包括物理治疗、功能锻炼等,帮助患者尽早恢复生活自理能力。在出院后对患者进行长期随访,监测患者的功能恢复情况、评估再骨折的风险,并根据随访结果调整治疗方案。

不同医疗机构骨质疏松症分级诊疗分工、分级诊疗流程见图 3-4。

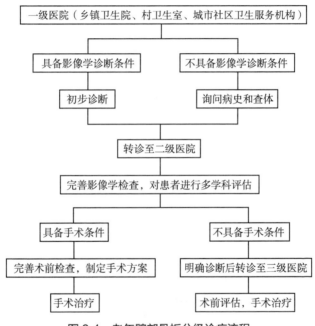

图 3-4 老年髋部骨折分级诊疗流程

(二)基层医疗卫生机构转诊指征

基层医疗机构不承担老年髋部骨折患者的治疗工作,这类患者最终都需转至上级医院治疗。而对于二级医院,若存在以下情况,应立即转诊至三级医院:

1. 患者高龄且合并多种严重内科疾病(如严重心肺功能不全、肾功能衰竭等)。

2. 患者骨折类型复杂(如严重粉碎性骨折)。

3. 二级医院缺乏相应的手术技术或设备。

六、预防调护

(一) 社区随访

基层老年髋部骨折患者的随访内容包括:

1. 对于保守治疗患者,应告知患者及家属卧床治疗可能出现的并发症,如深静脉血栓、泌尿系感染、压疮及坠积性肺炎等,出现相应症状应及时就医。另外,应定期拍摄 X 线片,以观察骨折位置变化及愈合情况。

2. 对于手术治疗患者出院后的随访,应重点观察切口周围是否出现红、肿、热、痛及脓性分泌物等情况;术后第 4、8 周拍摄 X 线片,观察骨折位置变化及愈合情况。指导下床功能锻炼时最好有家人在旁保护,以免摔倒造成二次骨折。

3. 指导患者进行以完成日常生活为目的的功能锻炼。

随访形式可采用电话随访、上门随访、微信或移动 APP 等移动终端随访。

(二) 健康教育

1. 心理健康教育 骨折治疗周期长,康复慢,因此患者容易出现紧张、焦虑、恐惧、烦躁等不良情绪。首先要了解患者的心理需求和心理反应,对患者进行精神上的安慰、支持、劝解、疏导,改变其不良的心理状态,使患者主动地进行功能锻炼,增强患者康复的信心。

2. 骨折患者饮食建议 根据不同病情、不同体质、不同年龄,制订饮食计划,有针对性地配餐,使营养科学合理。对一般骨折患者嘱其多食含钙食物及高营养、高蛋白的食品,如牛奶、肉类、蛋类、豆制品等,伴有内科疾病的患者应低盐、低脂、糖尿病饮食,伴有血管神经损伤的患者要忌辛辣饮食。

第五节　骨盆骨折

一、定义

骨盆骨折是累及骨盆环(骶骨、髂骨、耻骨与坐骨)的骨折,其严重程度常与暴力程度呈正相关。骨盆骨折占所有创伤性骨折的 3%~5%,其中三分之二合并有其他部位的骨折和损伤,仅有三分之一为孤立性骨盆骨折。

二、分类

(一) Tile 分型

可分为 A、B、C 三型。A 型,即稳定型骨折,又可分为3 类。A1,撕脱骨折; A2,稳定的髂骨翼骨折或移位较小的骨盆环骨折; A3,骶尾骨的横向骨折。B 型,即部分稳定型骨折,又可分为 3 类。B1,外部旋转不稳,"开书样" 损伤;B2,骨盆侧方挤压损伤或髂骨内旋损伤,内旋不稳定,侧方挤压伤,"关书样" 损伤; B3,双侧 B 型损伤。C 型,即不稳定型骨折,特征是后部骶髂关节结构的严重破坏,骶髂关节或骶骨骨折发生严重的移位。前侧耻骨联合分离,或单侧耻骨支或双侧耻骨支骨折,骨盆产生旋转和垂直方向不稳定,一侧骨盆可向上移位,又可分为 3 类。C1,单侧伤;C2,双侧损伤,多为侧方挤压性损伤,受力侧髂骨后部骨折及耻骨支骨折,骶髂关节脱位,一侧旋转不稳,一侧旋转和垂直不稳; C3,双侧损伤,双侧完全不稳。

(二) Young-Burgess 分型

1. APC 型(前后挤压型损伤) ① APC Ⅰ型:耻骨联合分离不超过 2.5cm,有单侧或双侧耻骨支的垂直骨折或骨盆环的破裂。② APC Ⅱ型:耻骨联合分离大于 2.5cm,伴有骶髂关节分离,但是仍保留有垂直稳定性。③ APC Ⅲ型:前方和后方结构的完全破裂,伴有明显的骶骨骨折分离或垂直方向的骨折移位,该类型稳定性差,常伴有严重的复合伤。

2. LC 型(侧方挤压损伤) ① LC Ⅰ型:后方应力使骶骨受到冲击,是稳定性骨折。② LC Ⅱ型:前方应力导致后部韧带结构破裂,但是垂直稳定性仍然被保留,可能伴有骶骨前方挤压伤。这两种损伤常常并发许多其他创伤,包括颅脑外伤和腹腔内脏损伤。③ LC Ⅲ型:侧方暴力持续通过骨盆产生双侧半骨盆的损伤,与被挤压或碾压引起的孤立性损伤类似,这种损伤一般不伴有严重的复合伤。

3. VS 型(垂直不稳定型骨折或剪力型损伤) 轴向暴力作用于骨盆产生骨盆环前后韧带和骨复合物破裂。骶髂关节分离并纵向移位,偶有骨折线通过髂骨翼和(或)骶骨。它导致不稳定骨折,常有较严重的腹膜后出血。

三、诊断方式

(一) 病史

常为高暴力致伤,有交通伤、高处坠落伤、摔伤等明确外伤病史。

(二) 临床表现及体征

大多数患者有腹股沟和(或)下背部疼痛。不稳定型骨盆骨折通常有耻骨联合或同时伴有髂前上棘压痛。患者能否行走,取决于骨折的严重程度。泌尿道和(或)生殖道损伤,包括尿道口出血、会阴血肿、血尿、无尿、高位前列腺、阴道流血。肠道直肠损伤可引起腹部或骨盆疼痛、直肠出血、继发性腹膜炎。神经损伤可引起无力,下肢、直肠以及会阴感觉和反射消失,失禁,尿潴留。不稳定性骨折伴随失血性休克时死亡率较高。骨盆骨折出血多时可表现为神志淡漠、皮肤苍白、四肢冷、尿少、脉快、血压下降等失血性休克征象,对上述表现的患者,检查要轻柔,骨盆分离、挤压及伸屈髋关节检查应尽量避免,以免加重出血和疼痛。

　　查体应按顺序触按髂嵴、髂前上棘、髂前下棘、耻骨联合、耻骨支、坐骨支、骶尾骨和骶髂关节,在骨折处压痛明显;髂前上、下棘和坐骨结节撕脱性骨折,常可触及移位的骨折块;下肢因疼痛而活动受限,被动活动伤侧肢体可使疼痛加重,无下肢损伤而两下肢不等长或有旋转畸形。测量血压以观察血压的变化,查血红蛋白以观察失血的情况,检查肢体远端动脉搏动情况,以了解休克情况。检查会阴部有无血肿、瘀斑,尿道外口有无渗血,小腹部有无压痛或反跳痛,腹肌是否紧张,有无移动性浊音,必要时行腹腔穿刺;肛门是否带血,询伤后二便情况,以了解盆腔脏器是否破裂。检查下肢运动、感觉、反射,确定是否合并神经损伤。骨盆分离挤压试验阳性,说明骨盆骨折,骨盆环完整性被破坏。"4"字试验阳性,说明骶髂关节损伤。直腿抬高试验,患者自己缓慢将下肢平抬,引发骨盆部疼痛即为阳性,对诊断骨盆骨折有很高的灵敏度。肛门指诊,指套上有血迹,直肠前方饱满、张力大,或可触及骨折端,说明有直肠损伤。肛门指诊应作为骨盆骨折患者的常规检查。对耻骨支、耻骨联合处损伤者,应常规做导尿检查。如导尿管无法插入及肛门指诊发现前列腺移位者,为尿道完全断裂。行阴道检查,可发现阴道撕裂的部位和程度。

(三) 影像学检查

骨盆正位 X 线片是骨盆骨折最基本的检查,多数患者能做出初步诊断。进一步检查包括骨盆入口位和出口位检查,以判断骨盆前后、头尾和旋转方向上的移位。不稳定性骨盆骨折的放射征象:耻骨联合分离大于 2.5cm,提示骨盆旋转不稳;半侧骨盆向头向移位大于 1.0cm,提示骨盆垂直不稳;任何投照角度获得的影像资料,只要骶髂关节脱位超过 0.5cm,视为不稳定骨折;骨盆后环骨折并分离,能看见裂口而非凹陷,视为不稳定骨折;伴有 L_5 横突骨折、坐骨棘撕脱骨折、骶骨外侧撕脱骨折,均提示骨盆不稳定。当怀疑尿道损伤时,行逆行膀胱造影。CT 检查可以发现骨折的细微变化,准确评价骶髂关节复合体的稳定性,所有患者条件允许均应行 CT 检查;CT 三维重建可以更好地显示骨折类型和合并损伤,对术前评估和手术决策起重要指导作用;CT 血管造影可获得清晰的血管影像,明确血管损伤情况。如果高度怀疑直肠损伤,必须行会阴检查以及直肠指检。如果直肠指检阳性,推荐行直肠镜检查。

四、治疗方法

(一) 损伤评估

入院后要根据患者的病史及体格检查进行全面的评估,并反复确认没有遗漏重要的临床征象。对于血流动力学不稳定的骨盆骨折患者,首先要快速复苏,其次控制出血,必须尽快对出血源做出明确诊断。根据高级创伤生命支持(advanced trauma life support,ATIS)指南进行复苏,然后进行一系列创伤检查(胸部及骨盆的 X 线片)和创伤超声重点评估(focused assessment with sonography for trauma,FAST)来确诊。X 线检查可有效帮助临床医生判断骨折损伤的部位、类型及损伤程度,可以帮助医生早期初步判断病情的严重程度。FAST 是一种无创性检查手段,可观察腹腔内是否有出血,特别适用于可能需要立即剖腹探查的患者。然而对于骨盆骨折合并多发伤患者,其诊断准确率较低。与 FAST 相比,CT 在诊断严重的多发损伤方面具有许多优势。CT 是诊断骨盆骨折的金标准,在明确骨盆骨折损伤情况的同时,也可辅助诊断合并损伤情况。对于严重的不稳定型骨盆骨折,疑似合并胸腹部损伤,有条件的情况下尽可能进行全身 CT 扫描,以便全面了解所有损伤情况。骨盆骨折多由高能量损伤导致,合并其他损伤发生率高,且存在大出血风险,为病死率最高的创伤骨科疾病。因此,对于任何高能量损伤的骨盆损伤患者,有条件时建议进急诊抢救室,遵循高级创伤生命支持原则,在监测重要生命体征的同时,联合胸、脑、腹部等外科会诊,排除各自合并损伤。

(二) 治疗方法

骨盆骨折常有严重的伴发伤,骨盆骨折的早期治疗应以抢救患者的生命为主,首先治疗危及患者生命的颅脑、胸、腹损伤,其次是治疗合并伤或伴发伤,最后及时有效地治疗包括骨盆骨折在内的骨与关节损伤。对于骨盆骨折本身来说,其治疗目的是恢复骨盆环的完整性和稳定性。对于稳定型及大多数部分稳定型骨盆骨折一般采用保守治疗,包括骨盆束缚带、骨牵引等方法。对于某些部分稳定型和不稳定型骨盆骨折,如患者一般情况允许,应采用手术治疗。如患者不能耐受手术,存在手术禁忌证,则只能采用非手术治疗。

对于骨盆环单弓断裂无移位骨折,可用多头带及弹力绷带包扎固定,4 周后解除固定。对于骨盆环双弓断裂有移位骨折,必须给予有效的固定和牵引。对于双侧耻骨上下支和坐骨上下支骨折、一侧耻骨上下支或坐骨上下支骨折伴耻骨联合分离者,复位后可用多头带包扎固定,或用骨盆兜带将骨盆兜住,吊于牵引床的纵杆上,4~6周即可。对于髂骨骨折合并耻骨联合分离、耻骨上下支或坐骨上下支骨折伴同侧骶髂关节错位、耻骨联合分离并一侧骶髂关节错位者,复位后多不稳定,除用多头带固定外,患肢需用皮肤牵引或骨骼牵引,床尾抬高。如错位严重行骨骼牵引者,健侧需上一长石膏裤,以作反牵引。一般6~8周即可去牵引。

对于不稳定型骨盆骨折,需早期复位,可减少出血及内脏损伤。骨盆损伤导致的大出血为创伤患者早期死亡的主要原因之一,因此急诊骨盆损伤首先要排除血流动力学不稳定或潜在不稳定。尤其对于不稳定的骨盆环损伤,建议尽可能进抢救室密切观察,除常规检测血压、脉搏、尿量外,应动态监测血气分析,检测剩余碱及乳酸水平,以在血压下降前或临床表现出现之前早期确认休克,并积极治疗。血流动力学不稳定通常是指收缩压<90mmHg和心率>120次/min,体格检查有皮肤血管收缩(皮温下降、潮湿、毛细血管充盈减少),意识水平改变和(或)呼吸急促,需要输血4IU以上,以及出现明显的碱缺乏(≤6mmol/L)。由于快速大量的失血,同时又难以止血与合并其他多部位严重损伤,血流动力学不稳定患者的死亡率可达40%,甚至更高。急诊多学科会诊、联合救治,对于管理复苏、控制出血和稳定骨盆环至关重要。

对于血流动力学不稳定的骨盆损伤患者,首先是积极而快速的液体复苏,包括输液、输血及抗休克,同时要求在采血检查时一并作配血准备。当血流动力学不稳定时,应迅速开放上肢或颈部静脉大通道（14 或 16 号针管），15~20分钟内输入 1 000~2 000ml 常温等渗晶体液（如生理盐水、复方氯化钠溶液、乳酸钠林格液、醋酸钠林格液等），首选平衡晶体液，不建议选择胶体类。对于快速输液后循环仍不稳定的患者，继续输液将加重组织水肿及凝血功能障碍等，导致组织进一步缺氧并增加病死率，因此应尽早积极输血抗休克治疗，输血要做到血浆红细胞达到 1∶2 以上，必要时还可输注凝血因子，能明显降低病死率。氨甲环酸建议尽早使用（伤后 3 小时内），首剂量 1g 或 15mg/kg 静脉给药（持续大于 10 分钟），之后 8 小时继续维持 1g 剂量。需要强调的是，对于循环系统不稳定、继续出血的患者，在输液、输血的同时，根据对出血原因的初步判断应积极准备止血治疗。

对于血流动力学不稳定的骨盆损伤患者，排除胸、腹部出血后，若液体抗休克治疗改善不明显，提示盆腔内有继续出血，应止血治疗。骨盆损伤导致的大出血，85% 以上为静脉性渗血，通过恢复骨盆容积，增加骨盆压力，临时稳定骨折端等可以显著控制静脉性出血。建议首选骨盆外固定支架，在抢救室可经双侧髂嵴单针固定，具有操作简单、快速的特点，且不影响腹部及会阴部的观察。准备阶段可以考虑采用经双侧大转子的骨盆带或布单捆绑固定。经上述骨盆制动后血流动力学仍不能维持稳定，尤其当增强 CT 有造影剂外泄的患者，可由介入科行动脉造影栓塞术。一般建议伤后 3 小时内尽早施行，能显著降低患者病死率。对于无介入科或需要较长时间等待的患者，外固定支架后若血流动力学仍不稳定者，建议迅速进手术室行真骨盆腔内填塞术。同时，对于伴随血流动力学不稳定的患者，急诊处理后应转入重症监护室进一步检测有关指标并积极支持处理。

对于不稳定性骨盆骨折,在进行初期的输液输血后,应对骨盆进行临时性外固定,包括骨盆束缚带以及C形钳、外固定支架等。在急症室应急情况下,如无外固定支架、C形钳等设备,可先行骨盆束缚带甚至床单捆绑稳定骨盆。骨盆损伤疼痛明显,临时制动或稳定骨盆能显著减轻疼痛,并能在一定程度上复位移位的骨折,为手术创造良好的条件。对于单纯"开书样"损伤,可以采用经双侧大转子的布单或骨盆带捆绑临时固定。其余有移位的骨盆损伤,建议行胫骨结节或股骨髁上骨牵引。对于纵向移位显著的患者,可以考虑行双侧骨牵引,以增加复位效果。

待病情基本稳定后,择期行手术治疗。当前骨盆骨折手术固定方法主要包括经皮通道螺钉固定系统、耻骨联合钢板、经皮前环桥接钢板,以及经皮后方髂骨间钢板等。

五、转诊机制和转诊指征

(一) 骨盆骨折分级诊疗

不同医疗机构骨盆骨折分级诊疗分工及流程见图3-5,各级医疗机构在骨盆骨折诊疗中的分工如下。

1. 一级医院 乡镇卫生院、村卫生室、社区卫生服务机构等基层医疗卫生机构,对于骨盆骨折患者,首先以抢救患者生命为主,应迅速控制出血、纠正休克、恢复血流动力学稳定性,并行临时复位和制动。若不具有影像学检查条件,应及时转至上级医院;若具有影像学检查条件,多学科联合会诊对骨盆骨折及其合并伤进行评估,对于稳定型骨折行保守治疗,对不稳定型骨折行手术治疗,如不具备手术条件,应及时转往上级医院。

2. 二级医院 应对骨盆骨折进一步诊断和评估,依患者骨折类型选择治疗方案。对有手术指征的患者,如不具备手术治疗条件,应在临时固定后及时转往上级医院诊治。

3. 三级医院 负责一、二级医疗机构无法处理的骨盆骨折,根据需要完善相关检查,明确病因。开展综合及规范的治疗。

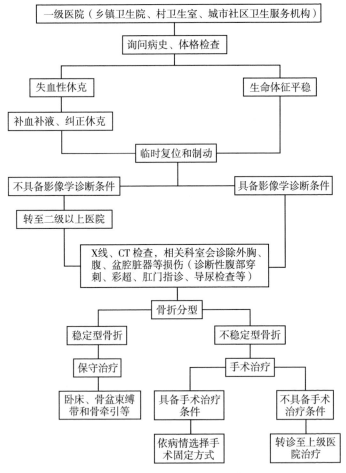

图 3-5 骨盆骨折分级诊疗流程

（二）基层医疗卫生机构转诊指征

凡遇到以下情况应及时转诊至上级医院：

1. 无确诊条件、无手术条件治疗时。

2. 合并失血性休克、腹腔脏器损伤等，基层医疗卫生机构处理困难者。

六、预防调护

（一）社区随访

基层骨盆骨折患者的随访内容包括：

1. 对于保守治疗患者，应告知患者及家属卧床治疗可能出现的并发症，如深静脉血栓、泌尿系感染、压疮及坠积性肺炎等，出现相应症状应及时就医。另外定期拍摄 X 线片观察骨折位置变化及愈合情况。

2. 对于手术治疗患者出院后的随访，应重点观察切口周围是否出现红、肿、热、痛及脓性分泌物等情况；术后第4、8 周拍摄 X 线片观察骨折位置变化及愈合情况。

3. 指导患者进行以完成日常生活为目的的功能锻炼。

随访形式可采用电话随访、上门随访、微信或移动APP 等移动终端随访。

（二）健康教育

1. 心理健康教育　骨折治疗周期长，康复慢，因此患者容易出现紧张、焦虑、恐惧、烦躁等不良情绪。首先要了解患者的心理需求和心理反应，对患者进行精神上的安慰、支持、劝解、疏导，改变其不良的心理状态，使患者主动地进行功能锻炼，增强患者康复的信心。

2. 骨折患者饮食建议　根据不同病情、不同体质、不同年龄，制订饮食计划，有针对性地配餐，使营养科学合理。对一般骨折患者嘱其多食含钙食物及高营养、高蛋白的食品,如牛奶、肉类、蛋类、豆制品等,伴有内科疾病的患者应低盐、低脂、糖尿病饮食,伴有血管神经损伤的患者要忌辛辣饮食。

第六节   开放性骨折

一、疾病定义

开放性骨折是指骨折部位皮肤或黏膜破裂,骨折端与外界相通,常由高能量损伤导致,骨与软组织创伤严重,存在感染、坏死等风险,严重时可危及生命。

二、分类

Gustilo-Anderson 分型系统是目前最为常用的开放性骨折的分型方式。该分型系统根据创面大小、软组织损伤程度、污染程度及骨折类型主要分为 3 型。Ⅰ型:伤口长度<1cm,多为清洁穿刺伤,骨折端穿出皮肤,软组织损伤轻,骨折简单,如横断或短斜形无粉碎。Ⅱ型:伤口 1~10cm,软组织损伤较广但无撕脱或组织瓣形成,有轻度或中度伤,中度污染,中等粉碎性骨折。Ⅲ型:伤口长度>10cm,软组织损伤广泛,累及肌肉、皮肤、血管、神经,污染严重。其中,ⅢA 型有适当组织覆盖骨折处;ⅢB 型有广泛软组织损伤与缺损,骨膜剥脱、骨暴露且污染严重;ⅢC 型伴有需修复的动脉损伤。

三、诊断方式

(一) 病史
多为高能量损伤,如交通意外、坠落、挤压伤导致。

（二）临床表现及体征

皮肤黏膜破裂,伤口可见骨折端与外界相通,伴有不同程度的软组织损伤或缺损。伴有骨折专有体征:畸形、异常活动、骨擦音或骨擦感。

（三）影像学检查

可见明确骨折征象。

四、治疗方法

急诊处理与初步评估应遵循"先救命再治病""先全身再局部""先抢救再诊断""边抢救边诊断"的原则。

（一）抢救生命

1. 评估生命体征　快速检查患者的意识、呼吸、脉搏和血压,判断患者的生命状况。如患者出现意识丧失、呼吸微弱或停止、脉搏消失等情况,应立即进行心肺复苏。

2. 保持呼吸道通畅　及时清除患者口腔、鼻部及咽喉部的异物、血块、分泌物等,解除呼吸道阻塞。若发现舌后坠造成呼吸道阻塞,可采用口咽管通气或舌头牵拉器固定;如有条件,可进行气管内插管或气管切开,同时将患者置于侧卧位,以防误吸。

3. 处理休克　若患者出现休克症状,如面色苍白、皮肤湿冷、脉搏细速、血压下降等,应积极进行抗休克治疗。迅速建立静脉通道,输入平衡液、林格液等补充血容量,同时密切观察患者生命体征变化。此外,可采用针刺或指压水沟、十宣、涌泉、列缺等穴位,以提高循环及呼吸的兴奋和人体的应急能力。

（二）伤口包扎止血

用急救包内的无菌纱布、纱垫或清洁的毛巾、衣服等覆盖创面,减少创伤感染机会,同时起到止血、止痛和固定患肢的作用。伤口包扎要稳固但不能过紧,防止影响血液循环和造成周围组织损伤。包扎伤臂和伤腿时应暴露肢体末端,便于观察血液循环情况。外露的骨折端等组织亦不应还纳,且禁用清水或者其他液体冲洗伤口,切忌向伤口涂抹任何未经专业医疗许可的药物,以免将污染物带入深部组织从而增加感染风险,特别是引发深部组织感染(如骨髓炎等严重情况)的可能性。另外,若发现伤口内异物存在(如玻璃碎片、小石子等),不应自行拔除,以免引发更严重的出血或者对周围组织造成二次损伤。

止血措施:①加压包扎止血法。用数层消毒纱布、干净毛巾或布块遮盖开放性骨折创口,再用绷带或三角巾加压包扎,适用于大多数出血情况。②指压止血法。用手指压迫损伤出血动脉的近心侧以止血。常用指压止血部位包括:头面颈部出血,在伤侧耳前对着下颌关节处按压颞浅动脉;肩部、腋部出血,在伤侧锁骨上窝向下将锁骨下动脉压向第一肋骨;上臂出血,在伤侧上臂内侧肱二头肌内侧缘向肱骨压迫肱动脉;手部出血,在伤侧腕部掌侧面尺、桡两侧压迫桡、尺动脉;大腿部出血,用两手拇指在伤侧腹股沟韧带中点向耻骨上支压迫股动脉;小腿出血,在腘窝部摸到腘动脉,将两手拇指放在髌骨处,其余四指重叠按压腘动脉;足部出血,用拇指在足背(胫前动脉)及内踝与跟骨之间(胫后动脉)压迫止血。③止血带止血法。常用于不能使用加压包扎法或加压包扎法无效的四肢伤口出血。先在上止血带处垫一层软敷料,然后将止血带适当拉长,缠绕肢体两周,在外侧打结固定,注意标明上止血带时间。止血带部位要靠近创口近心端,但不与创面接触,上肢缚扎于上臂上1/3,压力标准为上肢250~300mmHg,下肢400~500mmHg,缚扎时间不超过

1 小时,必要时可连续使用 3~4 次,每次松带 2~3 分钟,同时用指压法暂时止血。

(三)妥善临时固定骨折

固定原则:固定骨折前,先完成基础生命支持等急救措施;外露骨折端不还纳,畸形伤肢不复位;固定范围超过骨折端相邻的两个关节;固定动作轻,固定牢靠且松紧度适宜,在皮肤与夹板之间骨突出处和空隙部位垫适量棉垫等,防止局部受压;包扎时指(趾)端外露,便于观察血液循环;外固定部位便于随时拆开,以解除血液循环障碍。

(四)迅速转运

上肢创伤者鼓励其自己行动;下肢损伤者固定后搬运,搬运时力求平稳、舒适、迅速、不倾斜、少震动、动作轻柔。必要时给予止痛或预防感染药物。

(五)预防感染

开放性骨折患者应早期使用抗生素,使用前进行 β-内酰胺类抗生素(一代头孢)皮试。《中国开放性骨折诊断与治疗指南(2019 版)》推荐使用基于 Gustilo-Anderson 分型的抗生素使用方案:Ⅰ 型与 Ⅱ 型开放性骨折的抗菌谱覆盖范围是革兰氏阳性菌,推荐抗生素为一代头孢(头孢唑林),若患者对 β- 内酰胺类过敏,则选用克林霉素;Ⅲ 型开放性骨折的抗菌谱覆盖范围是革兰氏阳性及阴性菌,推荐抗生素为一代头孢(β- 内酰胺类过敏者选用克林霉素)联合氨基糖苷类抗生素(庆大霉素,喹诺酮可作为革兰氏阴性菌备选方案),在Ⅲ 型开放性骨折的其他情况中,抗菌谱覆盖范围同样是革兰氏阳性及阴性菌,推荐抗生素为一代头孢(β- 内酰胺类过敏者选用克林霉素)联合氨基糖苷类抗生素(庆大霉素,喹诺酮可作为革兰氏阴性菌备

选方案),还有备选方案即三代头孢(头孢曲松或哌拉西林 /
三唑巴坦)。对于存在潜在粪便、梭状芽孢杆菌或血管损
伤等其他情况,抗菌谱覆盖范围需同时覆盖厌氧菌,推荐
抗生素为上述方案(头孢唑林 / 庆大霉素)联用青霉素或
甲硝唑。

五、转诊机制和转诊指征

(一) 开放性骨折分级诊疗

不同医疗机构针对开放性骨折的分级诊疗分工及流
程详见图 3-6,具体分工如下:

1. 一、二级医院　若具有影像学检查、手术条件及治
疗并发症等处理条件,行急诊处理与初步评估后,可在严格
无菌操作原则下行伤口清创及骨折固定处理;若不具有影
像学检查和(或)处理条件,应行急诊处理与初步评估后,
及时转运上级医院。

2. 三级医院　负责一、二级医疗机构无法处理的开放
性骨折。

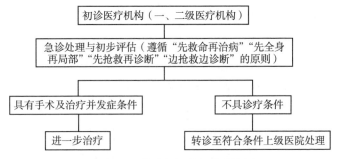

图 3-6　开放性骨折分级诊疗流程

(二) 基层医疗卫生机构转诊指征

凡遇到以下情况应及时转诊至上级医院:

1. 无确诊条件、无手术条件治疗时。

2. 处理过程中发现严重血管、神经损伤(如ⅢC型伴有需修复的动脉损伤)和(或)合并严重并发症(如感染难以控制)等基层医疗卫生机构处理困难者。

六、预防调护

(一)社区随访

基层开放性骨折患者的随访内容包括:

1. 对于手术治疗患者出院后的随访,应重点观察伤口周围是否出现红、肿、热、痛及脓性分泌物等情况;术后第4、8周拍摄X线片,观察骨折位置变化及愈合情况。

2. 指导患者进行以完成日常生活为目的的功能锻炼。

随访形式可采用电话随访、上门随访、微信或移动APP等移动终端随访。

(二)健康教育

1. **心理健康教育** 骨折治疗周期长,康复慢,因此患者容易出现紧张、焦虑、恐惧、烦躁等不良情绪。首先要了解患者的心理需求和心理反应,对患者进行精神上的安慰、支持、劝解、疏导,改变其不良的心理状态,使患者主动地进行功能锻炼,增强患者康复的信心。

2. **骨折患者饮食建议** 根据不同病情、不同体质、不同年龄,制订饮食计划,有针对性地配餐,使营养科学合理。对一般骨折患者嘱其多食含钙食物及高营养、高蛋白的食品,如牛奶、肉类、蛋类、豆制品等,伴有内科疾病的患者应低盐、低脂、糖尿病饮食,伴有血管神经损伤的患者要忌辛辣饮食。

第七节　肢（指）体离断伤

一、疾病定义

肢（指）体离断伤指机械力（如切割、锯断、冲压等）、暴力牵拉或其他原因，导致肢（指）体离断性损伤。

二、分类

根据其损伤程度可分为两类。

（一）完全性离断

断离手指或肢体的远近端之间完全性离断，无任何组织相连，或仅有少量失活组织相连。

（二）不完全性离断

伤肢（指）软组织大部分离断，残留相连的软组织少于该断面总量的 1/4，重要的血管断裂或栓塞，或伤指断面仅有肌腱相连，残留的皮肤不超过周径的 1/8，其余血管组织均断裂，伤肢（指）远端无血液循环或严重缺血，不进行血管修复将发生坏死者。

三、诊断方式

（一）病史

有肢（指）体被锐器切割、重物碾压、撕脱等病史。

（二）临床表现及体征

肢（指）体完全离断，或仅有小部分皮肤软组织相连。断端可见骨骼、肌肉、神经、血管外露，多存在活动性出血。

四、治疗方法

(一) 判断病情

迅速检查伤员有无休克情况,评估生命体征(如呼吸、心率、血压等);检查有无其他部位的合并损伤,特别是颅脑、胸、腹等重要脏器的损伤。

(二) 止血措施

对于近端活动性出血,应立即加压包扎。如局部加压包扎仍不能止血时,可应用止血带,但必须记录时间,每小时放松止血带一次,放松时间通常为 10~15 分钟。对于较大动脉断端出血(如腋动脉),位置较高不易采用局部加压或止血带止血时,可用止血钳将血管残端夹住止血,但需注意不应过多地钳夹近端血管,以免造成过多血管损伤。外露的骨折端等组织不应还纳,且禁用清水或者其他液体冲洗伤口,切忌向伤口涂抹任何未经专业医疗许可的药物,以免将污染物带入深部组织,从而增加感染风险特别是引发深部组织感染(如骨髓炎等严重情况)的可能性。另外,若发现伤口内异物存在(如玻璃碎片、小石子等),不应自行拔除,以免引发更严重的出血或者对周围组织造成二次损伤。

(三) 包扎伤口

用无菌敷料或清洁衣物覆盖伤口,进行妥善包扎,以减少出血和污染。

(四) 固定伤肢

对不完全离断伤,可使用夹板制动,固定范围应超过骨折部位上下关节,以减轻疼痛、避免骨折断端移动加重组织损伤,便于转运。固定时应注意动作轻柔,避免造成二次损伤。

(五) 离断肢(指)体保存

若受伤现场离医院较近,离断肢(指)体应用无菌湿纱布包好,再包以无菌的干纱布,迅速前往医院。若现场距离医院较远,转运时间较长或在炎热季节,可将断肢(指)用清洁布类包好后,放于无孔塑料袋内,周围放置冰块,不可将离断肢(指)体直接置于冰块上,以免造成细胞质的水分冰冻膨胀,致使细胞膜破裂,细胞死亡,难以再植成活。

五、转诊机制和转诊指征

(一) 肢(指)体离断伤分级诊疗

不同医疗机构针对肢(指)体离断伤的分级诊疗分工及流程详见图 3-7,具体分工如下:

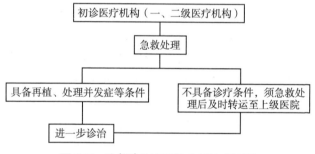

图 3-7　肢(指)体离断伤分级诊疗流程

1. 一、二级医院　若不具有再植等治疗条件,应迅速联系当地有再植等诊疗能力的上级医院,告知患者的大致情况,包括离断伤的类型、全身情况、受伤时间等,以便上级医院作好接收准备。转运过程中,应保持伤员平卧,避免颠簸,减少震动,防止伤肢(指)进一步损伤。密切观察伤员生命体征变化,如呼吸、心率、血压等,如有异常及时处理。注意保持离断肢(指)体的低温保存状态,确保其在转运过程中的活性。

离断肢(指)体缺血时间的长短将直接影响肢体的成活情况。一般以外伤后6~8小时为限,早期冷藏或寒冷季节可适当延长。再植时限与离断平面有密切关系。断指对全身情况影响不大,可延长至12~24小时。而高位断肢,因肌肉丰富,在常温下缺血6~7小时后,肌细胞萎缩性坏死,再植后,有毒物质可随血液循环进入全身引起全身毒性反应,甚至死亡。

2. 三级医院 负责一、二级医疗机构无法处理的肢(指)体离断伤。

(二)基层医疗卫生机构转诊指征

凡遇到以下情况应及时转诊至上级医院:

1. 无法进行相关检查(如不能进行血管造影、CT等必要的影像学检查,无法准确评估肢体离断的损伤情况)。

2. 不具备再植手术能力。

3. 合并严重并发症(如严重休克、如感染难以控制等),基层医疗处理困难。

六、预防调护

(一)社区随访

基层肢(指)体离断伤患者的随访内容包括:

1. 对于手术治疗患者出院后的随访,应重点观察伤口周围是否出现红、肿、热、痛及脓性分泌物等情况,观察再植肢体皮肤颜色、温度,是否出现皮肤苍白或发绀、皮温低等情况。

2. 指导患者进行以完成日常生活为目的的功能锻炼。

随访形式可采用电话随访、上门随访、微信或移动APP等移动终端随访。

（二）健康教育

1. 心理健康教育　肢（指）体离断伤患者容易出现紧张、焦虑、恐惧、烦躁等不良情绪。首先要了解患者的心理需求和心理反应,对患者进行精神上的安慰、支持、劝解、疏导,改变其不良的心理状态,增强患者康复的信心。

2. 饮食建议　多摄入高蛋白、富含维生素 C 食物以促进伤口愈合,忌辛辣、烟酒。需要指出的是,要求绝对禁烟（包括二手烟）,尼古丁会导致血管痉挛,增加肢（指）体坏死风险。

第四章　骨　病

第一节 骨质疏松症

一、疾病定义

骨质疏松症（osteoporosis，OP）是一种以骨量减少，骨组织微结构损坏，导致骨脆性增加，易发生骨折为特征的常见全身性骨病。2001 年美国国立卫生研究院（National Institutes of Health，NIH）将其定义为以骨强度下降和骨折风险增加为特征的骨骼疾病。

二、分类

骨质疏松症分为原发性和继发性两大类，可发于任何年龄。

（一）原发性骨质疏松症

原发性骨质疏松症包括绝经后骨质疏松症（Ⅰ型）、老年性骨质疏松症（Ⅱ型）和特发性骨质疏松症（包括青少年型）。绝经后骨质疏松症一般发生在女性绝经后 5~10 年内；老年性骨质疏松症一般指 70 岁以后发生的骨质疏松；特发性骨质疏松症主要发生在青少年，病因未明。

（二）继发性骨质疏松症

继发性骨质疏松症指由任何影响骨代谢的疾病和药物及其他明确病因导致的骨质疏松。

三、诊断方式

(一) 高危人群

1. 具有不明原因慢性腰背疼痛的 50 岁以上女性和 65 岁以上男性。

2. 45 岁之前自然停经或双侧卵巢切除术后女性。

3. 各种原因引起的性激素水平低下的成年人。

4. 有脆性骨折家族史的成年人。

5. 存在多种骨质疏松危险因素者,如高龄、吸烟、制动、长期卧床等。

6. 具有影响骨代谢的疾病病史者,包括性腺功能减退症等多种内分泌系统疾病、风湿免疫性疾病、胃肠道疾病、血液系统疾病、神经肌肉疾病、慢性肾病及心肺疾病等。

7. 服用影响骨代谢的药物,包括糖皮质激素、抗癫痫药物、芳香化酶抑制剂、促性腺激素释放激素类似物、抗病毒药物、噻唑烷二酮类药物、质子泵抑制剂和过量甲状腺激素等。

(二) 临床诊断

1. 临床表现及体征

(1)脆性骨折:是骨强度下降的最终表现,髋部和椎体脆性骨折是骨质疏松症的重要临床表现。

(2)不明原因的慢性腰背痛:是骨质疏松症患者最常见的症状,也是大部分患者就诊的首要症状。常在翻身、起坐,以及长时间行走后出现腰背疼痛、全身骨痛或者周身酸痛,且负荷增加时加重甚至活动受限。不明原因的慢性腰背疼痛是诊断骨质疏松症的重要线索。

(3)身材变矮或脊柱畸形:严重骨质疏松症患者可有身

高缩短和驼背等脊柱畸形。脊柱畸形会使身体负重力线改变,从而加重脊柱、下肢关节疼痛。随着骨量丢失,脊柱椎体高度丢失,椎间盘退变,整个脊柱缩短5~10cm不等,从而导致身长缩短。胸腰椎脆性骨折,或身高减低3cm(或1年内身高减低2cm),或驼背的老年患者,可作为诊断骨质疏松症的重要依据。

(4)心理异常和低生存质量:骨质疏松症患者可出现恐惧、焦虑、抑郁等心理异常和生活自理能力下降。

2. X线摄片法　X线摄片法是一种方便经济的方法,可观察骨的形态结构,胸腰椎侧位X线影像可作为骨质疏松椎体压缩性骨折及其程度判定的首选方法。但其对骨质疏松的敏感性和准确性较低,只有当骨量丢失达30%以上时,X线摄片才能有阳性所见。

3. 骨转换标志物　骨组织本身的代谢产物,简称骨转换标志物,可分为骨形成标志物和骨吸收标志物。正常人在不同年龄段和不同疾病状态时,全身骨骼代谢的动态状况可通过血液或尿液中这些标志物水平的变化体现出来。在诸多标志物中,空腹血清Ⅰ型前胶原氨基端前肽(PINP)和空腹血清Ⅰ型胶原C末端肽(S-CTX)是分别反映骨形成和骨吸收敏感性较高的标志物。

四、治疗方法

(一)基础措施

1. 调整生活方式

(1)加强营养、均衡膳食:建议摄入富含钙质、低盐和适量蛋白质的均衡膳食,推荐每日蛋白质摄入量为0.8~1.0g/kg(体质量),并每日摄入牛奶300ml或相当量的奶制品。

(2)充足日照:建议上午11点至下午3点之间,尽可能多地暴露皮肤于阳光下,晒 15~30 分钟(取决于日照时间、纬度、季节等因素)。

(3)规律运动:适合骨质疏松症患者的运动包括负重运动及抗阻运动,推荐规律的负重及肌肉力量练习,以减少跌倒和骨折风险。

(4)戒烟、限酒,避免过量饮用咖啡和碳酸饮料。

(5)尽量避免或少用影响骨代谢的药物。

2. 骨健康基本补充剂 包括钙剂和维生素 D,有效的抗骨质疏松症的治疗应在充足的钙剂和维生素 D 补充的基础上,具体推荐量见表 4-1。不推荐使用活性维生素 D 纠正维生素 D 缺乏,不建议 1 年单次较大剂量普通维生素 D 的补充。

表 4-1 钙和维生素 D 推荐摄入量

	成人	≥50 岁	≥65 岁	骨质疏松症患者
元素钙参考摄入量(mg/d)	800	1 000~1 200	1 000~1 200	1 000~1 200
维生素 D 推荐摄入量(U/d)	400	600	600	800~1 200

注:维生素 D 40U=1μg。

(二)药物干预

药物干预包括抗骨质疏松药物适应证及用法。

1. 抗骨质疏松症药物适应证 有效的抗骨质疏松症药物可以增加骨密度、改善骨质量、显著降低骨折的发生风险。《原发性骨质疏松症诊疗指南(2022 版)》推荐抗骨质疏松症药物治疗的适应证:

(1)发生椎体脆性骨折(临床或无症状)或髋部脆性骨折者。

(2)双能 X 线吸收检测法(dual energy X-ray absorptiometry,DXA)(腰椎、股骨颈、全髋或非优势侧桡骨远端 1/3)T 值 ≤ –2.5,无论是否有过骨折。其中,非优势侧桡骨远端 1/3 只适用于髋骨和(或)脊椎的骨密度无法测量或分析时,甲状旁腺功能亢进,或过于肥胖超过检查床负荷的患者。

(3)骨量减少(骨密度: –2.5<T 值<–1.0),具备以下情况之一者:发生过某些部位的脆性骨折(肱骨上段、前臂远端或骨盆); WHO 推荐的骨折风险预测简易工具(FRAX)计算出未来 10 年髋部骨折概率 ≥ 3%,或任何主要骨质疏松性骨折发生概率 ≥ 20%。

2. 抗骨质疏松症药物 按照作用机制分为骨吸收抑制剂、骨形成促进剂、其他机制药物和中药。现就我国已经批准的主要抗骨质疏松症药物的适应证和用法进行介绍,见表 4-2。

表 4-2 防治骨质疏松症的主要药物

分类	种类	药物名称	主要适应证
骨吸收抑制剂	双膦酸盐	阿仑膦酸钠	绝经后骨质疏松症;男性骨质疏松症(有些国家还批准用于糖皮质激素诱发的骨质疏松症)
		唑来膦酸	绝经后骨质疏松症;男性骨质疏松症(有些国家还批准用于糖皮质激素诱发的骨质疏松症)
		利塞膦酸钠	绝经后骨质疏松症;糖皮质激素诱发的骨质疏松症(有些国家还批准用于男性骨质疏松症)
		伊班膦酸钠	绝经后骨质疏松症
		氯膦酸二钠	各种类型的骨质疏松症

续表

分类	种类	药物名称	主要适应证
骨吸收抑制剂	降钙素	依降钙素	骨质疏松症和骨质疏松引起的疼痛等
		鲑降钙素	预防因突然制动引起的急性骨丢失和由骨质溶解、骨质减少引起的骨痛,其他药物治疗无效的骨质疏松症等
	绝经激素	雌激素/雌孕激素复合制剂	围绝经期和绝经后女性,特别是有绝经相关症状(如潮热、出汗等)、泌尿生殖道萎缩症状,以及希望预防绝经后骨质疏松症的妇女
	选择性雌激素受体调节剂	雷洛昔芬	预防和治疗绝经后骨质疏松症
	RANKL单克隆抗体	狄诺塞麦	高骨折风险的绝经后骨质疏松症
骨形成促进剂	甲状旁腺激素类似物	特立帕肽	高骨折风险的绝经后骨质疏松症(有些国家还批准用于男性骨质疏松症和糖皮质激素诱发的骨质疏松症)
其他机制药物	活性维生素D及其类似物	阿法骨化醇	绝经后及老年性骨质疏松症
		骨化三醇	绝经后及老年性骨质疏松症
	维生素K_2制剂	四烯甲萘醌	提高骨质疏松症患者的骨量
中药	补肾、强骨、止痛	骨碎补总黄酮制剂	原发性骨质疏松症、骨量减少,症见骨脆易折、腰背或四肢关节疼痛、畏寒肢冷或抽筋、下肢无力、夜尿频多
	滋补肝肾、活血通络、强筋健骨	淫羊藿苷类制剂	骨质疏松症,症见腰脊疼痛、足膝酸软、乏力
	健骨	人工虎骨粉制剂	症见腰背疼痛、腰膝酸软、下肢痿弱、步履艰难

(三) 康复治疗

骨质疏松症的康复治疗是社区卫生服务中心的工作重点,在创新康复医疗服务模式下,应积极推动康复医疗与康复辅助器具配置服务衔接融合。行动不便、跌倒高风险者可选用拐杖、助行架、髋部保护器等辅助器具,以提高行动能力,减少跌倒及骨折的发生。急性或亚急性骨质疏松性椎体骨折的患者可使用脊柱支架,以缓解疼痛、矫正姿势、预防再次骨折等。对不安全的环境进行适当改造,如将楼梯改为坡道、卫生间增加扶手等,以减少跌倒发生风险。

(四) 运动疗法

运动疗法简单实用,不仅可增强肌力与肌耐力,改善平衡、协调性与步行能力,还可改善骨密度、维持骨结构,降低跌倒与脆性骨折风险等,发挥综合防治作用。运动疗法需遵循个体化、循序渐进、长期坚持的原则。治疗性运动包括有氧运动(如慢跑、游泳)、抗阻运动(如负重练习)、冲击性运动(如体操、跳绳)、振动运动(如全身振动训练)等。我国传统健身方法太极拳等可增加髋部及腰椎骨密度,增强肌肉力量,改善韧带及肌肉、肌腱的柔韧性,提高本体感觉,加强平衡能力,降低跌倒风险。运动锻炼时少做躯干屈曲、旋转动作。骨质疏松性骨折早期应在保证骨折断端稳定性的前提下,加强骨折邻近关节被动运动(如关节屈伸等)及骨折周围肌肉的等长收缩训练等,以预防肺部感染、关节挛缩、肌肉萎缩及失用性骨质疏松;后期应以主动运动、渐进性抗阻运动及平衡协调与核心肌力训练为主。

五、转诊机制和转诊指征

(一) 骨质疏松症分级诊疗

不同医疗机构骨质疏松症分级诊疗分工及流程见

图 4-1,各级医疗机构在骨质疏松症诊疗中的分工如下:

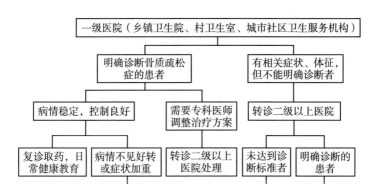

图 4-1　骨质疏松症分级诊疗流程

1. 一级医院　乡镇卫生院、村卫生室、社区卫生服务机构等基层医疗卫生机构,通过建立居民健康档案、组织居民健康检查等多种方式开展骨质疏松症高危人群筛查,登记确诊的骨质疏松症患者;开展社区人群骨质疏松症及相关危险因素的健康教育;开展患者随访、基本治疗及康复治疗;鼓励健康教育,预防调养。有诊断条件的基层医疗卫生机构,在上级医院指导下开展骨质疏松症临床诊断工作;对诊断不明者、严重并发症者,及时转往上级医院诊疗。

2. 二级医院　负责骨质疏松症临床初步诊断,遵照《原发性骨质疏松症诊疗指南(2022 版)》制定个体化的治疗方案。诊断不明及重者应转诊到三级医院诊治;对病情稳定者进行随诊。

3. 三级医院　负责骨质疏松症确诊工作,根据需要完善相关检查,明确病因。开展综合及规范治疗。治疗后病情稳定者,可以转诊到一、二级医疗机构进行连续性治疗、随访及康复。

（二）基层医疗卫生机构转诊指征

基层医疗卫生机构应承担原发性骨质疏松症的高危筛查、识别、确诊后连续性治疗、功能康复及长期随访管理工作,同时需识别继发性骨质疏松症及不适合在基层诊治的骨质疏松症患者,并及时转诊。以下情况应及时转诊至上级医院：

1. 骨质疏松症初筛后,基层医疗卫生机构如无确诊条件,须转诊至上级医院明确诊断、制定治疗方案,然后转回基层医疗卫生机构进行长期规范随访治疗和管理,并定期（一般可为 0.5~1 年）到上级医院复诊,评估患者治疗及管理效果。

2. 首次诊断骨质疏松症,但病因不明,或疑似继发性骨质疏松症患者。

3. 严重骨质疏松症患者或伴全身疼痛症状明显者。

4. 继发性骨质疏松患者病因无法明确或无法治疗者。

5. 经规范治疗后症状、体征无改善的骨质疏松症患者。

6. 骨质疏松症患者并发心脑血管疾病及其他内分泌代谢疾病等,或出现新的特殊情况,基层医疗卫生机构处理困难者。

7. 基层医疗卫生机构因缺少治疗药物等条件限制需转诊处理者。

六、预防调护

（一）社区随访

1. 社区骨质疏松症分层分类管理 可将社区骨质疏松管理对象分为一般人群、高危人群、骨质疏松症患者和骨质疏松性骨折患者四类,进行分层分类管理,内容包括健康教育、高危筛查、生活方式调控、疾病诊断与规范治疗、功能评定与康复、家庭及社区支持等融于一体的连续性综合性管理。为实施不同风险的骨质疏松人群社区分层管理,应建立基于全科医生的骨质疏松社区管理团队,由全科医生、骨质疏松专病医生、专病护士、康复治疗师、管理对象及家属等组成,尤其应重视骨质疏松高危人群的生活方式干预及防跌倒干预,见表4-3。

表4-3 社区骨质疏松症分层管理内容及成员组成

对象	管理内容	实施者
一般人群	健康骨骼维护,给予针对性的健康教育及生活方式指导	全科医生及其助手
高危人群	生活方式及防跌倒干预,健康基本补充剂及必要的骨质疏松药物应用	全科医生、骨质疏松专病医生
骨质疏松症患者	骨质疏松规范诊断及药物疗效、依从性、安全性的随访	全科医生、全科医生助手、骨质疏松专病医生、专病护士
骨质疏松性骨折患者	骨折后康复,再骨折的预防;抗骨质疏松症药物长期随访	全科医生、骨质疏松专病医生、康复治疗师

2. 基层骨质疏松症管理的随访内容

(1)复查骨密度及骨标志物;

(2)二次和二次以上骨折发生情况;

(3)发生脆性骨折后生存状况;

(4)是否有脊柱变形、身高变短;

(5)是否有长期服用类固醇激素;

(6)是否出现绝经现象;

(7)是否进行骨营养剂补充;

(8) 是否全程规范治疗；

(9) 健康宣教；

(10) 跌倒风险评估及防跌倒指导；

(11) 是否有不健康的生活方式；

(12) 是否伴发新诊断的糖尿病、甲状腺功能亢进、甲状旁腺功能亢进等影响骨代谢的疾病。

3. 随访形式　可采用电话随访、上门随访、微信或移动 APP 等移动终端随访。

(二) 健康教育

1. 防跌倒教育　跌倒是骨质疏松性骨折的独立危险因素，跌倒的危险因素包括环境因素和自身因素等，应重视对下列跌倒相关危险因素的评估及干预。环境因素：包括光线昏暗、路面湿滑、地面障碍物、地毯松动、卫生间未安装扶手等。自身因素：包括年龄老化、肌少症、视觉异常、感觉迟钝、神经肌肉疾病、缺乏运动、平衡能力差、步态异常、既往跌倒史、维生素 D 不足、营养不良、心脏疾病、体位性低血压、抑郁症、精神和认知疾患、药物（如镇静催眠药、抗癫痫药及治疗精神疾病药物）等。

2. 心理健康教育　骨质疏松症及其相关骨折对患者心理状态的危害常被忽略，主要的心理异常包括恐惧、焦虑、抑郁、自信心丧失等。老年患者自主生活能力下降，以及骨折后缺少与外界的接触和交流，均会给患者造成巨大的心理负担。应重视和关注骨质疏松症患者的心理异常，并给予必要的治疗。

3. 骨健康基本钙剂补充知识　充足的钙摄入对获得理想峰值骨量、缓解骨丢失、改善骨矿化和维护骨骼健康有益。最近发布的中国居民膳食营养素参考摄入量建议：中国居民中青年推荐每日钙摄入量为 800mg（元素钙），50 岁以上中老年、妊娠中晚期及哺乳期人群推荐每日摄入量为1 000~1 200mg,可耐受的最高摄入量为2 000mg。

尽可能通过膳食摄入充足的钙,饮食中钙摄入不足时,可给予钙剂补充。中国营养学会膳食钙参考摄入量及不同种类钙剂中的元素钙含量见表4-4、表4-5。对于有高钙血症和高钙尿症患者,应避免补充钙剂;补充钙剂需适量,超大剂量补充钙剂可能增加肾结石和心血管疾病的风险。目前尚无充分证据表明单纯补钙可以替代其他抗骨质疏松症药物治疗。在骨质疏松症防治中,钙剂应与其他药物联合使用。

表4-4　中国营养学会膳食钙参考摄入量

年龄段	膳食钙参考摄入量(mg/d)	年龄段	膳食钙参考摄入量(mg/d)
<6个月	200	14~17岁	1 000
7~12个月	250	18~49岁	800
1~3岁	600	>50岁	1 000
4~6岁	800	孕早期	800
7~10岁	1 000	孕中晚期、哺乳期	1 000
11~13岁	1 200		

表4-5　不同钙剂中的元素钙含量

化学名	元素钙含量(%)	化学名	元素钙含量(%)
碳酸钙	40.00	枸橼酸钙	21.00
磷酸钙	38.76	乳酸钙	18.37
氯化钙	36.00	葡萄糖酸钙	9.30
醋酸钙	25.34		

（三）自检工具

1. 国际骨质疏松基金会骨质疏松风险 1 分钟测试题

(1) 父母曾被诊断有骨质疏松症或曾在轻摔后骨折？

(2) 父母中一人有驼背？

(3) 实际年龄超过 60 岁？

(4) 是否成年后因为轻摔后发生骨折？

(5) 是否经常摔倒（去年超过 1 次），或因为身体较虚弱而担心摔倒？

(6) 40 岁后的身高是否减少超过 3cm？

(7) 是否体质量过轻？体质量指数（body mass index，BMI）小于 19kg/m^2？

(8) 是否曾连续服用类固醇激素超过 3 个月？

(9) 是否患有类风湿关节炎？

(10) 是否被诊断出有甲状腺功能亢进或甲状旁腺功能亢进、1 型糖尿病、克罗恩病或乳糜泻等胃肠疾病或营养不良？

(11) 女士回答：是否在 45 岁或以前停经？

(12) 女士回答：除了怀孕、绝经或子宫切除外，是否曾停经超过 12 个月？

(13) 女士回答：是否在 50 岁前切除卵巢又没有服用雌 / 孕激素补充剂？

(14) 男性回答：是否出现过阳痿、性欲减退或其他雄激素过低的相关症状？

(15) 是否经常大量饮酒（每日饮用超过 2 个单位的乙醇，相当于啤酒 500ml、葡萄酒 150ml 或烈性酒 50ml）？

(16) 目前有吸烟习惯，或曾经吸烟？

(17) 每日运动量少于 30 分钟（包括做家务、走路和跑步等）？

(18) 是否不能食用乳制品,又没有补充钙剂?

(19) 每日从事户外活动时间是否少于 10 分钟,有没有补充维生素 D?

上述问题,只要其中有一题回答结果为 "是",即为阳性,提示存在骨质疏松症的风险,建议进行骨密度检查或骨折风险评估工具(fracture risk assessment tool, FRAX)风险评估。

2. 亚洲人骨质疏松自我筛查工具 亚洲人骨质疏松自我筛查工具(osteoporosis self-assessment tool for Asian, OSTA)指数 = [体质量(kg)– 年龄(岁)]×0.2。对于 OSTA<–1 者,建议进行双能 X 线吸收检测法(dual energy X-ray absorptiometry, DXA)检测。本工具仅适用于绝经后女性,见表 4-6。

表 4-6 OSTA 指数评价骨质疏松风险级别

风险级别	OSTA 指数
低	>–1
中	–4~–1
高	<–4

第二节 股骨头坏死

一、疾病定义

股骨头坏死(osteonecrosis of femoral head, ONFH),是指股骨头血液循环障碍,局部骨小梁断裂或股骨头囊变、塌陷,以患侧髋关节疼痛、活动受限为主要临床表现的疾病。

二、分类

我国 ONFH 患者发病年龄集中在 40~50 岁,男性患者居多,ONFH 的病因分为创伤性和非创伤性,其他还包括酒精性、特发性等。

(一) 创伤性坏死

创伤性股骨头坏死的主要病因包括股骨头骨折、股骨颈骨折、髋臼骨折、髋关节脱位和严重的髋关节扭伤或挫伤。

(二) 非创伤性坏死

非创伤性股骨头坏死的主要病因是使用皮质类固醇、长期饮酒过量、减压病、血红蛋白疾病(镰状细胞贫血、镰状细胞血红蛋白 C 病、地中海贫血)、自身免疫性疾病、焦虑抑郁情绪和其他特发性疾病。

三、诊断方式

(一) 临床表现

1. 临床前期(Ⅰ期)　无症状和体征。

2. 早期(Ⅱ期)　无症状或仅有轻度髋部不适,包括腹股沟部或大转子部不适,强力内旋出现髋部疼痛,关节活动无明显障碍。

3. 塌陷前期(中期,Ⅲ期)　出现较重的髋部疼痛、跛行、内旋受限,强力内旋疼痛加重。

4. 塌陷期(中晚期,Ⅳ期)　中重度疼痛,跛行明显,关节屈曲内旋及外展均中度受限。

5. 骨关节炎期(晚期,Ⅴ期)　疼痛中或重度,跛行重度,关节活动明显受限(屈曲、内收、内旋),关节畸形(屈曲外旋、内收)。

(二) 早期筛查

1. 高危人群

(1) 髋部创伤: 股骨头、颈骨折; 髋臼骨折; 髋关节脱位; 髋部严重扭伤或挫伤(无骨折,有关节内血肿)。

(2) 大剂量长时间应用糖皮质激素。

(3) 长期大量饮酒。

(4) 高凝低纤溶倾向和自体免疫性疾病,使用糖皮质激素。

(5) 有减压舱工作史。

2. 筛查方法

(1) 问诊

1) 疼痛部位和性质: 是否有髋关节、腹股沟、大腿或膝关节的隐痛或放射痛。

2) 活动受限: 内旋、外展等髋关节动作是否受限。

3) 负重疼痛: 行走或上楼梯时是否加重。

4) 高危因素: 是否长期使用激素、酗酒,或有外伤或患相关疾病。

(2) 体格检查

1) 髋关节活动范围: 检查髋关节内旋、外展、屈伸是否受限。

2) 压痛点: 触诊髋关节区域是否有压痛。

3) 步态观察: 是否有跛行表现。

(3) 影像学筛查

1) X 线检查: 早期可能显示正常。

2) MRI 检查: 是早期筛查的金标准,可在症状出现前检测到股骨头内的骨髓水肿和坏死信号改变。高危人群建议进行 MRI 检查。

(三) 临床诊断

1. 影像学检查

(1) X 线片检查: 髋关节正侧位和蛙位 X 线是诊断股

骨头缺血性坏死的基本要求。早期典型 X 线表现为骨硬化、囊性变和"新月征"，塌陷后股骨头失去球形形状，晚期出现退行性关节炎病变。

（2）MRI：诊断 ONFH 的金标准。其特异性及敏感度均在 99% 以上，推荐的序列为 T_1WI、T_2WI 及 T_2WI 抑脂冠状位及轴位扫描。典型 ONFH 的图像为：T_1WI，带状低信号包绕脂肪（中、高信号）或坏死骨（中信号）；T_2WI，双线征；T_2WI 抑脂，病灶边缘的高信号带。对 T_1WI 显示带状低信号，T_2WI 抑脂显示股骨头颈部除病灶区外骨髓水肿及关节积液（Ⅰ~Ⅲ度）者，应视病变已进展到塌陷前期或塌陷期。

（3）CT 扫描：CT 扫描虽不能对 ONFH 作出 Ⅰ 期诊断，但可清楚显示软骨下骨板断裂，坏死灶范围及修复情况等，建议行冠状位及轴位二维重建。

2. 西医 ARCO 分期　国际骨循环研究协会（Association Research Cirulation Osseous，ARCO）制定的股骨头坏死分期在指导治疗、判断预后、评估疗效方面得到广泛应用。2019 年 11 月，*Journal of Arthroplasty* 在线发表了韩国学者 Kyung-Hoi Koo 牵头的专家组制定的股骨头坏死分期标准修订版。这是自 1994 年以来国际骨循环研究协会分期的重大改变。见表 4-7。

表 4-7　2019ARCO 股骨头坏死分期

ARCO 分期	影像学表现	具体描述
Ⅰ	X 线正常，MRI 异常	MRI 上可见坏死区周围低信号带病变，骨扫描可见一冷区，X 线片无异常改变
Ⅱ	X 线和 MRI 均异常	X 线或 CT 可见骨硬化，局灶性骨质疏松或囊性变，但无证据显示软骨下骨折、坏死部分骨折或股骨头关节面变平

续表

ARCO 分期	影像学表现	具体描述
Ⅲ	X线或CT示软骨下骨折	X线或CT可见软骨下骨折、坏死部分骨折和(或)股骨头关节面变平。ⅢA(早期),股骨头塌陷≤2mm;ⅢB(晚期),股骨头塌陷>2mm
Ⅳ	X线示骨关节炎表现	X线可见髋关节骨关节炎伴关节间隙狭窄、髋臼改变和破坏

3. 中医辨证分型　中医学认为股骨头坏死为本虚标实证,肝肾亏虚、气血不足为本,气滞血瘀、痰邪阻络为标。股骨头坏死的中医辨证分型见表4-8。

表4-8　股骨头坏死中医辨证分型

三期	四型	治则	症状
早期	气滞血瘀证	ARCO分期Ⅰ期、Ⅱ期创伤性股骨头坏死	主症:①髋部疼痛,痛如针刺,痛处固定;②关节活动受限。 次症:①面色暗滞;②胸胁胀满疼痛;③舌紫/青/暗或有瘀斑;④脉弦或涩。 具备主症2项与次症1项,或主症1项与次症2项,即可判定为本证
	痰瘀阻络证	多见于早期(ARCO分期Ⅰ期、Ⅱ期)非创伤性股骨头坏死	主症:①髋部疼痛,或有静息痛;②关节沉重。 次症:①胸脘满闷;②形体肥胖;③舌胖大、苔白腻,或舌紫/青/暗或有瘀斑;④脉弦涩/滑,或脉沉涩/滑。 具备主症2项与次症1项,或主症1项与次症2项,即可判定为本证

续表

三期	四型	治则	症状
中期	经脉痹阻证	多见于中期(ARCO分期Ⅱ期、Ⅲ期)股骨头坏死	主症:①髋痛至膝,动辄痛甚;②关节屈伸不利。 次症:①倦怠肢乏;②周身酸楚;③舌暗或紫;④脉涩而无力。 具备主症2项与次症1项,或主症1项与次症2项,即可判定为本证
晚期	肝肾亏虚证	多见于晚期(ARCO分期Ⅲ期、Ⅳ期)股骨头坏死	主症:①髋部疼痛,下肢畏寒;②下肢僵硬,行走无力。 次症:①腰膝酸软;②下肢痿软无力;③头晕或健忘;④舌淡苔白;⑤脉沉而无力。 具备主症2项与次症1项,或主症1项与次症2项,即可判定为本证

四、治疗方法

(一) ARCO Ⅰ期的中西医结合治疗

1. 主要症状 髋部疼痛,痛如针刺,痛处固定;关节活动受限。

2. 西医治疗 应避免具有撞击、冲击性的负荷活动。建议使用拐杖部分负重以减轻疼痛,而不建议使用轮椅完全不负重。可联合使用抗凝剂、促纤维蛋白溶解药、血管扩张剂和降脂药物,也可联合使用抑制破骨细胞形成药物及促成骨细胞药物。

3. 中医治疗

(1)中医证型:气滞血瘀证。

(2)治法:行气活血,化瘀止痛。

(3)中药治疗:桃红四物汤加减。

(4)中成药治疗:复方丹参片或三七片。

(二) ARCO Ⅱ期的中西医结合治疗

1. 主要症状 髋部疼痛,痛如针刺,痛处固定;关节活动受限。本期为股骨头坏死的治疗关键阶段,常有疼痛强烈,活动轻、中度受限。

2. 西医治疗

(1)保守治疗:同 ARCO Ⅰ期。

(2)手术治疗:转诊上级医院处理。

3. 中医治疗

(1)中医证型:痰瘀阻络证,以酒精性股骨头坏死为主。

(2)治法:祛痰化湿,活血化瘀。

(3)中药治疗:桃红四物汤合二陈汤加味。

(4)中成药治疗:迈之灵、盘龙七片。

(三) ARCO Ⅲ期的中西医结合治疗

1. 主要症状 髋痛至膝,动辄痛甚;关节屈伸不利。在此阶段,ONFH 存在严重的动脉缺血改变,局部血管闭塞,负重区可出现塌陷。

2. 西医治疗

(1)保守治疗:同 ARCO Ⅰ期。

(2)手术治疗:转诊上级医院处理。

3. 中医治疗

(1)中医证型:经脉痹阻证。

(2)治法:补气活血,化瘀通络。

(3)中药治疗:补阳还五汤。

(4)中成药治疗:通络生骨胶囊。

(四) ARCO Ⅳ期的中西医结合治疗

1. 主要症状 髋部疼痛,下肢畏寒;下肢僵硬,行走无力。该阶段出现严重的髋关节功能受限和疼痛,是髋关节破坏的终末期改变。

2. 西医治疗 对于 ARCO ⅢC 期和 ARCO Ⅳ期患者,X 线提示股骨头塌陷,存在晚期动脉闭塞特征以及出现严重关节功能丧失或中/重度疼痛的情况下,强烈推荐行人工髋关节置换术,建议转诊上级医院处理。

3. 中医治疗

(1)中医证型:肝肾亏虚证,以激素性股骨头坏死为主。

(2)治法:补益肝肾,行气活血。

(3)中药治疗:独活寄生汤加减。

(4)中成药治疗:仙灵骨葆胶囊。

(五)配合中医药康复治疗

1. 针灸治疗 针灸治疗对于早、中期股骨头坏死疗效确切。以局部选穴为主,配以远端穴位,主要选取阿是穴、环跳、殷门、承扶、风市、委中、承山、承筋、跗阳、足三里、阳陵泉、关元、太溪、悬钟、涌泉等。

2. 针刀治疗 针刀治疗可以松解关节囊、筋膜、韧带等软组织,减小髋关节腔内压力,对于早中期股骨头坏死患者,可促进局部血液循环,改善关节活动度,减少疼痛。

3. 推拿治疗 推拿治疗通过对患者局部进行按、压、点、擦、揉、拔伸等方法,达到改善髋关节活动度的目的,建议用于早、中期股骨头坏死。

4. 中药熏洗 中药熏洗属于中药外治疗法的一种,具有活血化瘀、疏通经络、改善四肢微循环等功效,可改善髋关节局部疼痛、僵硬等症状。

5. 膏药 膏药是中医临床常用的外治方法之一,药物通过皮肤渗透,内传经络、脏腑,具有调气血、通经络、散寒湿、消肿痛等作用。局部疼痛明显者可选用活血止痛膏;关节僵硬、活动受限者可选用麝香追风膏。

五、转诊机制和转诊指征

基层医疗卫生机构应承担股骨头坏死（ONFH）患者的初步筛查、识别、初诊后连续性治疗、功能康复及长期随访管理工作。同时，基层医疗机构需判断患者是否需要进一步专科诊疗或手术治疗，并及时转诊。以下情况应及时转诊至上级医院：

1. 初步筛查后无法明确诊断，需进一步检查的患者　基层医疗卫生机构进行股骨头坏死的初步筛查时，若X线或常规检查未能确诊，而患者有典型的症状（如髋部持续性疼痛、活动受限等），或怀疑股骨头坏死的早期表现，需转诊至上级医院进一步使用MRI或CT等影像学手段明确诊断。

2. 股骨头坏死晚期（Ⅲ期及Ⅳ期），并伴有明显关节破坏的患者　股骨头坏死已进展至Ⅲ期或Ⅳ期，患者出现股骨头塌陷、软骨下骨折、关节炎等严重症状，关节面明显破坏，且需要手术治疗（如全髋关节置换术），及时转诊至上级医院进行手术治疗评估。

3. 患者并发其他严重疾病，治疗困难的情况　股骨头坏死患者并发其他内科疾病（如心脑血管疾病、糖尿病、肾功能不全等），或出现新的特殊情况，基层医院处理困难，需转诊至上级医院进行综合治疗。

4. 经规范治疗后症状无改善的患者　对于在基层医疗机构接受了规范保守治疗或药物治疗的股骨头坏死患者，若症状、体征无明显改善，治疗效果不理想，建议转诊至上级医院进一步治疗（如考虑手术治疗或调整治疗方案）。

六、预防调护

(一) 社区随访

1. 社区股骨头坏死应分类分层管理　股骨头坏死社区随访管理应根据患者的病程、分期和治疗情况进行分类分层管理。管理内容应包括健康教育、高危筛查、疾病诊断与规范治疗、功能评定与康复、生活方式调控、跌倒风险评估等,并加强社区支持,形成连续性、综合性管理。为实现股骨头坏死社区分层管理,基层医疗卫生机构应建立以全科医生为主导的股骨头坏死社区管理团队,由全科医生、骨科专病医生、康复治疗师、专病护士、患者及其家属等组成(表4-9)。

表4-9　社区股骨头坏死分层管理内容及成员组成

对象	管理内容	实施者
一般人群	健康髋关节维护,给予健康教育、生活方式指导,普及股骨头坏死的早期预防知识	全科医生及其助手
高危人群	高危筛查,生活方式干预,预防跌倒,必要时补充骨保护剂,避免过度运动及乙醇摄入	骨科专病医生、全科医生、专病护士
早期股骨头坏死患者	股骨头坏死的规范诊断,药物治疗,随访管理,症状评估与治疗效果随访	全科医生、骨科专病医生、专病护士
中晚期股骨头坏死患者	康复治疗,预防股骨头进一步塌陷及髋关节功能恢复,手术前后的管理	全科医生、骨科专病医生、康复治疗师

2. **基层股骨头坏死患者社区随访管理**

(1)股骨头坏死诊断与分期评估:复查影像学检查(X线、MRI、CT 等)以确定病情进展,尤其关注是否出现股骨头塌陷或髋关节炎。

(2)疾病进展与并发症评估:随访患者股骨头坏死的临床症状(如髋部疼痛、关节活动度受限等),是否出现软骨下骨折、股骨头塌陷等,并发髋关节退行性病变(如髋关节炎)。

(3)药物治疗与依从性评估:规范药物治疗(如使用抗血栓药物、降脂药物等),检查是否出现药物不良反应,调整药物使用方案,并评价患者对治疗方案的依从性。

(4)功能评定与康复:对股骨头坏死患者进行功能性评定(如关节活动度、疼痛评分等)。对患者进行康复治疗指导,预防肌肉萎缩及关节僵硬,提升生活质量。

(5)生活方式干预:指导患者减少或避免重体力劳动、剧烈运动,避免乙醇过度摄入,合理控制体重,减轻髋部负担。提供正确的运动方案及体重管理指导,预防跌倒等意外伤害。

(6)跌倒风险评估与防跌倒干预:定期评估患者跌倒风险,尤其是股骨头坏死的晚期患者。提供防跌倒指导,改善家居环境,避免患者摔倒造成进一步伤害。

(7)关节置换术前后管理:若患者需要进行人工全髋关节置换术,提供术前评估,术后康复指导。监测假体功能及防止假体松动、感染等并发症。

(8)生活质量评估与心理支持:评估患者的生活质量,特别是因髋关节功能障碍带来的心理压力。提供心理支持和适当的疏导,缓解患者情绪。

(9)健康教育与自我管理:普及股骨头坏死的基础知

识,讲解疾病的进展、治疗及康复方法。提供药物使用指导,确保患者按时服药,避免药物滥用或依赖。

(10)并发症监测:监测是否有新诊断的疾病(如糖尿病、甲状旁腺功能亢进等)影响骨代谢或加重股骨头坏死病情。

(11)定期随访评估:每3~6个月进行随访,评估患者症状改善情况,适时调整治疗方案。随访形式可采用电话随访、上门随访、微信或移动 APP 等移动终端随访。

(二)健康教育

股骨头坏死作为骨科常见疑难疾病,具有隐匿性强、进展迅速、致残率高等特点,应针对各类危险因素及高危人群做出必要预防措施,降低发病率。

1. **健康宣教**　对高危患者进行完整、详尽的健康宣教,使患者充分了解股骨头坏死的病因及相关风险因素,指导下一步治疗方案。

2. **康复锻炼**　指导股骨头坏死高危患者进行正确的功能锻炼,避免因进行错误的康复而产生不良后果。

3. **保护性负重**　避免进行具有撞击、冲击性等负荷活动。建议使用拐杖部分负重以减轻疼痛,不建议使用轮椅完全不负重。

4. **避免髋部损伤**　在进行剧烈的体育运动之前,充分做好髋部的准备活动;避免髋部扭、挫伤,搬、取重物时,作好准备姿势;避免外伤导致的髋部骨折;老年人应注意改善骨质疏松等基础疾病。若出现髋部相关症状,患者应及时诊治,进行必要的放射学检查,在疾病未愈的情况下,避免过多负重行走。

5. **药物预防**　对高危患者可联合使用抗凝剂、促纤维蛋白溶解药、血管扩张剂和降脂药物,也可联合使用抑制破骨细胞形成药物及促成骨细胞药物。上述药物可以单独使用,也可以与保髋手术结合使用。

6. 合理饮食 增加钙的摄入量,多食用各类新鲜蔬菜和水果,多晒太阳,避免过度负重,适度进行体育锻炼等。

参考文献

［1］王振常. 医学影像学 [M]. 北京: 人民卫生出版社, 2012.

［2］中国医师协会骨科医师分会. 中国医师协会骨科医师分会循证临床诊疗指南: 成人急性枢椎骨折临床诊疗指南 [J]. 中华外科杂志, 2016, 54 (10): 721-733.

［3］向强, 张建波. 成人颈椎损伤急诊诊治专家共识 [J]. 中国急救医学, 2022, 42 (3): 189-196.

［4］崔学军, 姚敏. 颈椎病中西医结合诊疗专家共识 [J]. 世界中医药, 2023, 18 (07): 918-922.

［5］中华中医药学会. T/CACM 1545—2023 神经根型颈椎病中医循证实践指南 [S]. 2023.

［6］中华外科杂志编辑部. 颈椎病的分型、诊断及非手术治疗专家共识 (2018)[J]. 中华外科杂志, 2018, 56 (6): 401-402.

［7］贾连顺. 现代脊柱外科学 [M]. 北京: 人民军医出版社, 2007.

［8］Guo X D, Feng Y P, Sun T S, et al. Clinical guidelines for neurorestorative therapies in spinal cord injury (2021 China version)[J]. J Neurorestoratology, 2021, 9 (1): 31-49.

［9］李建军, 杨明亮, 杨德刚, 等. "创伤性脊柱脊髓损伤评估、治疗与康复" 专家共识 [J]. 中国康复理论与实践, 2017, 23 (3): 274-287.

［10］杨明亮, 李建军, 李强, 等. 脊柱脊髓损伤临床及康复治疗路径实施方案 [J]. 中国康复理论与实践, 2012, 18 (8): 791-796.

［11］曹烈虎, 牛丰, 张文财, 等. 创伤性脊柱脊髓损伤康复治疗专家共

识 (2020 版)[J]. 中华创伤杂志, 2020, 36 (5): 385-392.

［12］ 李盛华, 柴喜平, 王想福, 等. 中医药治疗脊髓损伤的研究进展 [J]. 中国中医骨伤科杂志, 2010, 18 (11): 70-72.

［13］ 儿童青少年脊柱弯曲异常防控技术指南编写组, 马军.《儿童青少年脊柱弯曲异常防控技术指南》解读 [J]. 中国学校卫生, 2022, 43 (2): 165-170+175.

［14］ 陈仲强, 刘忠军, 党耕町. 脊柱外科学 [M]. 北京: 人民卫生出版社, 2013.

［15］ 中国康复医学会骨质疏松预防与康复专业委员会, 中国老年保健协会骨科微创分会. 退行性腰椎管狭窄症诊疗专家共识 [J]. 中华骨与关节外科杂志, 2023, 16 (02): 97-103.

［16］ 安易, 陈红, 周彦吉, 等. 退行性腰椎管狭窄症相关指南的质量评价和推荐意见比较研究 [J]. 中国全科医学, 2023, 26 (11): 1310-1317.

［17］ 魏戌, 徐卫国, 李路广, 等. 腰椎管狭窄症中西医结合诊疗指南 (2023 年)[J]. 中国全科医学, 2024, 27 (25): 3076-3082+3099.

［18］ 中华医学会骨科学分会脊柱外科学组, 中华医学会骨科学分会骨科康复学组. 腰椎间盘突出症诊疗指南 [J]. 中华骨科杂志, 2020, 40 (8): 477-487.

［19］ 中华医学会疼痛学分会脊柱源性疼痛学组. 腰椎间盘突出症诊疗中国疼痛专家共识 [J]. 中国疼痛医学杂志, 2020, 26 (1): 2-6.

［20］ 王岩, 相宏飞, 海涌, 等. 老年腰椎间盘突出症诊疗指南 [J]. 中华老年骨科与康复电子杂志, 2021, 07 (3): 132-139.

［21］ 崔学军, 梁倩倩. 腰椎间盘突出症中西医结合诊疗专家共识 [J]. 世界中医药, 2023, 18 (7): 945-952.

［22］ 中华医学会物理医学与康复学分会, 四川大学华西医院. 中国膝骨关节炎康复治疗指南 (2023 版)[J]. 中国循证医学杂志, 2024, 24 (01): 1-14.

［23］ 中华中医药学会. 膝骨关节炎中西医结合诊疗指南 (2023 年版) [J]. 中医正骨, 2023, 35 (06): 1-10.

［24］ 中医骨伤科临床诊疗指南·膝痹病 (膝骨关节炎)[J]. 康复学报, 2019, 29 (03): 1-7.

［25］ 中华医学会骨科分会关节外科学组, 吴阶平医学基金会骨科学专

家委员会. 膝骨关节炎阶梯治疗专家共识 (2018 年版)[J]. 中华关节外科杂志 (电子版), 2019, 13 (01): 124-130.

[26]《中成药治疗优势病种临床应用指南》标准化项目组. 中成药治疗膝骨关节炎临床应用指南 (2020 年)[J]. 中国中西医结合杂志, 2021, 41 (05): 522-533.

[27] 中医骨伤科临床诊疗指南·肩关节周围炎: T/CACM 1179—2019 [J]. 上海中医药杂志, 2022, 56 (03): 1-5.

[28] 秦晓宽, 孙凯, 刘军, 等.《肩关节周围炎中医诊疗指南》解读 [J]. 中国循证医学杂志, 2024, 24 (05): 536-542.

[29] 梁倩倩, 张霆. 肩周炎中西医结合诊疗专家共识 [J]. 世界中医药, 2023, 18 (07): 911-917.

[30] 中华医学会. 临床诊疗指南: 骨科分册 [M]. 北京: 人民卫生出版社, 2009.

[31] DE SIRE A, AGOSTINI F, BERNETTI A, et al. Non-Surgical and Rehabilitative Interventions in Patients with Frozen Shoulder: Umbrella Review of Systematic Reviews [J]. J Pain Res, 2022, 15: 2449-2464.

[32] Amako M, Arai T, Iba K, et al. Japanese Orthopaedic Association (JOA) clinical practice guidelines on the management of lateral epicondylitis of the humerus-Secondary publication [J]. J Orthop Sci. 2022, 27 (3): 514-532.

[33] 黄桂成, 王拥军. 中医骨伤科学 [M]. 5 版. 北京: 中国中医药出版社, 2021.

[34] 余瑾. 中西医结合康复医学 [M]. 北京: 科学出版社, 2017.

[35] 中华医学会骨科学分会创伤骨科学组, 中华医学会骨科学分会外固定与肢体重建学组. 中国成人桡骨远端骨折诊疗指南 (2023)[J]. 中华创伤骨科杂志, 2023, 25 (01): 6-13.

[36] 国家骨科医学中心 (北京积水潭医院), 中华医学会骨科学分会创新与转化学组, 中国康复医学会骨与关节康复专业委员会创伤学组, 等. 成人桡骨远端骨折诊断与治疗循证指南 (2024)[J]. 中华创伤骨科杂志, 2024, 26 (09): 737-753.

[37] 严才平, 蒋电明. 桡骨远端骨折治疗方式的选择与挑战 [J]. 中国骨伤, 2024, 37 (10): 941-946.

［38］赵勇, 董青青, 秦伟凯, 等. 中医综合康复对桡骨远端骨折治疗后关节功能恢复的病例对照研究 [J]. 中国骨伤, 2017, 30 (01): 42-46.

［39］张俐. 中医正骨学 [M]. 北京: 中国中医药出版社, 2016.

［40］陈晓, 张浩, 王曼, 等. 骨质疏松性肱骨近端骨折中西医协同诊疗专家共识 (2024 版)[J]. 中华创伤杂志, 2024, 40 (3): 193-205.

［41］Wendt K. W., Jaeger M., Verbruggen J., et al. ESTES recommendations for proximal humerus fractures in the elderly [J]. European Journal of Trauma and Emergency Surgery: official publication of the European Trauma Society, 2021 (2): 47.

［42］[美] 弗雷德里克·M. 阿扎尔 (Frederick M. Azar),[美] 詹姆斯·H. 贝蒂 (James H. Beaty). 坎贝尔骨科手术学: 第 14 版. 第 5 卷, 创伤骨科 [M]. 北京: 北京大学医学出版社, 2023.

［43］徐林, 刘献祥. 中西医结合骨伤科学临床研究 [M]. 北京: 人民卫生出版社, 2017.

［44］童培建, 郑晓辉. 创伤急救学 [M]. 2 版. 北京: 人民卫生出版社, 2021.

［45］Iannotti JP, Williams GR Jr. Disorders of the shoulder: diagnosis and management [M]. 2nd ed. Philadelphia: Lippincott Williams & Wilkins, 2007.

［46］白求恩公益基金会创伤骨科专业委员会, 中国医疗保健国际交流促进会加速康复外科学分会创伤骨科组, 李庭, 等. ERAS 理念下踝关节骨折诊疗方案优化的专家共识 [J]. 中华骨与关节外科杂志, 2019, 12 (1): 3-12.

［47］张英泽. 临床骨折分型 [M]. 北京: 人民卫生出版社, 2013.

［48］张俐. 中医正骨学 [M]. 北京: 中国中医药出版社, 2016.

［49］张铁良. 闭合复位技术在四肢骨折治疗中的应用 [M]. 北京: 人民卫生出版社, 2017.

［50］老年髋部骨折诊疗与管理指南 (2022 年版)[J]. 骨科临床与研究杂志, 2023, 8 (02): 77-83.

［51］张英泽. 临床骨折分型 [M]. 北京: 人民卫生出版社, 2013.

［52］张立海. 骨盆骨折的要点和进展分析 [J]. 骨科, 2023, 14 (03): 197-199.

［53］中华医学会骨科学分会创伤骨科学组, 中华医学会骨科学分会外固定与肢体重建学组, 中华医学会创伤学分会, 等. 中国骨盆骨折微创手术治疗指南 (2021)[J]. 中华创伤骨科杂志, 2021, 23 (1): 4-14.

［54］周东生. 严重血流动力学不稳定骨盆骨折早期急救的进展 [J]. 中国骨伤, 2022, 35 (04): 305-309.

［55］白求恩·骨科加速康复联盟, 白求恩公益基金会创伤骨科专业委员会, 白求恩公益基金会关节外科专业委员会, 等. 加速康复外科理念下骨盆骨折诊疗规范的专家共识 [J]. 中华创伤骨科杂志, 2019, 21 (12): 1013-1023.

［56］江利冰, 蒋守银, 赵小纲, 等. 世界急诊外科学会骨盆骨折分型及处理指南 [J]. 中华急诊医学杂志, 2017, 26 (3): 268-269.

［57］王亦璁, 等. 骨与关节损伤 [M]. 5 版. 北京: 人民卫生出版社, 2012.

［58］Walls R, Hockberger R, Gausche-Hill M, et al. Rosen's Emergency Medicine: Concepts and Clinical Practice [M]. 10th ed. Philadelphia: Elsevier, 2022.

［59］中华医学会骨科学分会创伤骨科学组, 中华医学会骨科学分会外固定与肢体重建学组, 中国医师协会创伤外科医师分会创伤感染专业委员会, 等. 中国开放性骨折诊断与治疗指南 (2019 版)[J]. 中华创伤骨科杂志, 2019, 21 (11): 921-928.

［60］徐林, 刘献祥. 中西医结合骨伤科学临床研究 [M]. 北京: 人民卫生出版社, 2017.

［61］童培建, 郑晓辉. 创伤急救学 [M]. 2 版. 北京: 人民卫生出版社, 2021.

［62］Walls R, Hockberger R, Gausche-Hill M, et al. Rosen's Emergency Medicine: Concepts and Clinical Practice [M]. 10th ed. Philadelphia: Elsevier, 2022.

［63］中华医学会物理医学与康复学分会. 骨质疏松症康复治疗指南 (2024 版)[J]. 中国循证医学杂志, 2024, 24 (06): 626-636.

［64］赵东峰, 唐德志. 骨质疏松症中西医结合诊疗专家共识 [J]. 世界中医药, 2023, 18 (07): 887-894.

［65］中华医学会骨质疏松和骨矿盐疾病分会, 章振林. 原发性骨质疏松症诊疗指南 (2022)[J]. 中国全科医学, 2023, 26 (14): 1671-1691.

［66］基层医疗机构骨质疏松症诊断和治疗专家共识 (2021)[J]. 中国骨质疏松杂志, 2021, 27 (07): 937-944.

［67］夏维波, 余卫, 王以朋, 等. 原发性骨质疏松症社区诊疗指导原则 [J]. 中国全科医学, 2019, 22 (10): 1125-1132.

［68］中国中医药研究促进会中医骨伤临床循证医学分会. 非创伤性股骨头坏死中西医结合诊疗专家共识 [J]. 中医正骨, 2024, 36 (09): 1-11.

［69］孙伟, 高福强, 李子荣. 股骨头坏死临床药物防治专家共识 (2022年)[J]. 中国骨伤, 2023, 36 (08): 724-730.

［70］肖涟波, 梁倩倩. 股骨头坏死中西医结合诊疗专家共识 [J]. 世界中医药, 2023, 18 (07): 901-910.

［71］中国医师协会骨科医师分会骨循环与骨坏死专业委员会, 中华医学会骨科分会骨显微修复学组, 国际骨循环学会中国区. 中国成人股骨头坏死临床诊疗指南 (2020) [J]. 中华骨科杂志, 2020, 40 (20): 1365-1376.